唐氏三才脉学

方证相应方歌集

唐文富◎著

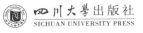
四川大學出版社
SICHUAN UNIVERSITY PRESS

图书在版编目（CIP）数据

方证相应方歌集 / 唐文富著. -- 成都：四川大学
出版社，2025. 2. -- ISBN 978-7-5690-7499-4

Ⅰ . R289.4

中国国家版本馆 CIP 数据核字第 2025WG9405 号

书　　　名：方证相应方歌集
　　　　　　Fangzheng Xiangying Fanggeji
著　　　者：唐文富

选题策划：倪德君　梁　平
责任编辑：倪德君
责任校对：龚娇梅
装帧设计：裴菊红
责任印制：李金兰

出版发行：四川大学出版社有限责任公司
　　　　　地址：成都市一环路南一段 24 号（610065）
　　　　　电话：（028）85408311（发行部）、85400276（总编室
　　　　　电子邮箱：scupress@vip.163.com
　　　　　网址：https://press.scu.edu.cn
印前制作：四川胜翔数码印务设计有限公司
印刷装订：成都金龙印务有限责任公司

成品尺寸：115mm×180mm
印　　张：9.25
字　　数：185 千字

版　　次：2025 年 2 月 第 1 版
印　　次：2025 年 2 月 第 1 次印刷
定　　价：36.00 元

扫码获取数字资源

四川大学出版社
微信公众号

课题组成员

主　任　　唐文富

副主任　　万美华

成　员　　崔　艺　　赵先林　　吕名南

　　　　　李　娟　　李瑜娟　　莫余浏

　　　　　王　超　　赵小云　　姚佳琦

　　　　　李　丽　　巫夏嘉　　梁景天

　　　　　雷　航　　莫仕杭　　江宇虹

序 一

当前，中医药高质量发展面临的最重要的工作，一是传承精华，二是守正创新，最终目的是提高中医临床疗效。

谈到传承，历代中医先贤做出了巨大贡献。在众多的中医典籍中，方歌是一颗璀璨的明珠。李梴、汪昂、陈修园、王泰林等依照古诗规则，大多采用七言格律将方剂名称、药物组成、剂型剂量、功效主治、病因病机等编成方歌。方歌的显著特点是其完整性、精简性和韵律感。方歌有助于快速理解名方中蕴含的病机、方义、治法、药物等重要内容，让医生在学习和临证时能够尽快精准掌握辨证论治的关键点。这种学习与实践方式一直延续到现代，一条条千古名方也在琅琅的诵读声中传唱至今。

唐文富教授是第四批全国中医临床优秀人才，在中医药经典理论研修期间，他表现出求真、求恒的学习态度和求实、求验的临证水平，其中最有特色的就是他的自编方歌。自编方歌是他对中医药经典名方心得体会的总结。他将张仲景病、脉、证并治的思想融入学习和总结中，将药物剂量、主治病症等辨证指征明晰化，适用

1

于临证实践。

唐文富教授编撰的《方证相应方歌集》即将付梓，所选方剂来源广泛，涵盖了《伤寒论》《金匮要略》《温病学》等中医经典著作之方，还包括李东垣、王清任、张锡纯等名家的常用方剂，以及妇科常用方剂和当代名家验方。这样全面的选材所编撰的方歌有益于中医人临床参考。

习近平总书记在致中国中医科学院成立 60 周年贺信中就明确指出："要切实把中医药这一祖先留给我们的宝贵财富继承好、发展好、利用好。"《方证相应方歌集》是践行这一重要指示的探索。嘉其有志、好学、力行，爰为之序。

2024 年 9 月 11 日

孙光荣，第二届国医大师、国家中医药管理局全国中医临床优秀人才中医药经典培训班班主任。

序 二

　　学中医难，难在需要极高的记忆力和领悟力。而海量的知识，想要完全熟记于心谈何容易！于是有了歌诀的诞生。举凡脉学、脏象、经络、腧穴、汤方等，都被前贤以歌诀形式授人。而其中方剂，不仅凡诊必用，且数以万计，具有极大的记忆难度。由此，催生了众多的汤方歌诀，或以伤寒方、金匮方，或以功用类方，或以专科用方，或以大全汇集等不同范围汇集成书，极大地满足了一代代中医人的熟记和检用之需。

　　青年才俊唐文富于求读之年，即感方剂于中医之重要性，及至临床，更深感方剂记忆之难，故盛赞先贤以歌诀形式助人记忆。唐文富总感现存汤方歌诀或专一而难济用，或浩繁而难便览，或缺项而难明理，或缺如而未载新方，由是潜心孜孜，笃志沉沉，以锲而不舍、集腋成裘的精神，编写了这本《方证相应方歌集》。

　　该书集千方以成，列伤寒方、金匮方、温病方、杂病方、专科方、流派方、古代名著方、当代名医方等为篇目，以药、量、治、服法等项目齐呈为追求，以要而不繁、足能济用为特点，从而，为读者提供了一本临床有手册之便、学术有桥梁之功的可用可存之书。置之诊案，使用时会有"众星朗朗，不如孤月独明"的畅达感。

由是不辞岁迈神疲，乐以为之书序。

蜀川八三翁刘方柏

2024 年 9 月 6 日

于深圳市宝安纯中医治疗医院

刘方柏，四川省非物质文化遗产——三江伤寒流派代表性传承人、四川省十大名中医、全国老中医药专家学术经验传承工作导师。

前　言

　　背汤头是中医人的基本功。中医人多背诵方剂学教材所附带的方歌，或背诵授课教师自行选择的方歌，或背诵《长沙方歌括》《金匮方歌括》结合个人学习体会编撰的方歌。

　　笔者从大学学习方剂学开始，就开始尝试在前人的基础上编写适合自己背诵的方歌，编写的方歌包括方剂名称、主要药物组成、主治症状体征或舌脉特点。在编写方歌的过程中，笔者加强了自己对方剂组成的记忆，也深入理解了该方剂的病机和适应证，逐渐自成体系。笔者工作期间自学《伤寒论》《金匮要略》后，逐渐走上了方证相应的经方应用之路，开始尝试把自己注重方剂主治症状的编写方歌方法，结合《长沙方歌括》《金匮方歌括》注重药物剂量的特点，把学习的经方按照方名、药物剂量组成或剂量比例、主要适应证或原条文所含主症总结，编进方歌中，形成既有药物组成与剂量特点，又有方名和主治主症的方证相应类方歌，希望能通过背诵方歌，就知道主治症状体征。后来笔者进一步学习脉诊、舌诊等内容，又在自编方歌中逐渐加进典型的脉诊、舌诊内容。经过以上的发展，基于笔者个人理解，从方证相应角度出发编写经方和后世方、学习的经验方，这也是本书中某些方的方歌有多个不同版本的原因。

本书中方歌剂量为原方的剂量或换算后的剂量比例，建议读者根据个人经验和药典要求确定临床使用剂量。为了方便学习，笔者在部分方歌后面附备注，主要引用了《长沙方歌括》《金匮方歌括》及历代各家的方歌，或相关文献中方歌相关内容、方剂解读、病机理解等。引，是引用前贤历代诸家的著作、书籍中文字或相关文献；注，是基于笔者个人的理解或总结比较的文字；引注，是在引的基础上，结合笔者个人理解有部分总结或删减。在此，特别感谢历代先贤和各参考文献的作者，也感谢我跟师学习的老师，以及各种会议期间、全国中医（临床、基础）优秀人才研修期间提供众多方药歌诀、讲解、思路和验方的老师们。若有不严谨引用或冒犯之处，敬请批评并联系笔者删除。

最后，也要感谢笔者团队的研究生和跟师学习的弟子们。笔者最早编写的方歌都用图片形式保存于手机中，文字潦草，多有重复，难以整理成文字，经过团队成员多轮次的努力，才日渐清晰。

《方证相应方歌集》的编写，只是笔者个人学习方剂历程中的一种尝试，但愿也能有一点点益处于诸读者。

唐文富

2024 年 10 月

目　录

一、常用《伤寒论》方歌

▶（一）太阳病方

桂枝汤

桂枝芍姜三脉缓，枣草二两恶风汗。

遍身微汗不流漓，头痛发热太阳寒。

脉促胸满去芍药，背冷恶寒附子伴。

桂枝加葛根汤

桂枝加葛用四两，汗出恶风项背强。

反阶梯脉寸浮弱，温服微汗无粥帮。

桂枝加厚朴杏子汤

桂枝厚朴杏子二，桂芍姜枣三草二。

喘家下后汗恶风，温服微汗咳喘者。

注：桂枝加厚朴杏子汤方中杏仁 50 枚大约是 30 克，按 1 两 13.95 克计算，大约 2 两。

桂枝加附子汤

桂枝加附一二两，遂漏不止汗伤阳。

四肢微急屈伸难，恶风尿难少阴方。

桂枝去芍药汤

桂枝去芍胸阳虚，脉促胸满乃阴弥。
恶寒背冷阳不振，辛甘化阳枚附一。

桂枝二麻黄一汤

桂二麻一形如疟，桂八芍六麻二协。
肌表未净日再发，姜枣草五杏三也。

注：为原方剂量经过换算的近似比例。

桂枝麻黄各半汤

桂枝麻黄各半汤，面有热色身必痒。
麻杏姜枣芍甘三，桂五恶寒汗出畅。

白虎加人参汤

白虎加参三二草，膏斤知六米熟炒。
服桂大渴烦不解，大汗出后热不消。

桂枝二越婢一汤

桂二越一有寒热，表郁寒轻有里热。
热多寒少口烦渴，桂枝减量麻膏协。

桂枝去桂加茯苓白术汤

桂枝去桂苓术汤，翕翕发热头项僵。

甘姜苓术芍枣三，心下满痛尿不畅。
主其名即主其功，膀胱尿畅内外扬。

甘草干姜汤

甘草干姜四二两，虚寒肺萎涎沫长。
目眩遗尿小便数，甘温除热炮姜尝。
胃寒桂附呕二陈，尿频失禁不咳痒。
心烦脚急四肢厥，大甘复阳同气姜。

芍药甘草汤

芍药甘草四两均，两脚拘挛汗伤津。
腹痛苦甘中虚溏，酸甘化阴即时伸。
又名去杖疼痛剧，步行艰难脚无力。
背冷恶寒加附子，猪苓汤合肾石去。

调胃承气汤

调胃承气二甘功，硝用半升地道通。
心火传胃四大黄，恶热谵语烦满中。
黄草先煎少温服，腹满便结热势重。

四逆汤

四逆生附两半姜，三阴厥逆草二两。
下利清谷脉沉微，寒湿经痛救元阳。

四逆加人参汤

四逆加参阴阳亏，利无可利脉沉微。
利止亡血脉不起，四肢厥冷虚阳飞。
四逆扶阳参滋血，参补中州化精微。
霍乱吐利心动缓，吐血遗尿瘾呆辈。

葛根汤

葛根四两先麻三，桂芍草二姜枣三。
无汗恶风项背僵，呕加半夏利自安。

葛根加半夏汤

葛根加夏用半升，太阳阳明呕逆平。
须取原方照分两，不利但呕气上顺。

葛根黄芩黄连汤

葛根黄芩黄连汤，八三三两草二阳。
喘而汗出身热利，胸脘烦渴表里伤。

注：八三三两草二阳，指葛根、黄芩、黄连分别为
8两、3两、3两，甘草为2两。

麻黄汤

麻黄三两二杏枝，发热恶寒二草吃。
身痛腰痛骨节痛，无汗而喘头痛治。

大青龙汤

大青龙汤六麻黄，二两桂甘三枣姜。

不汗烦躁身痛重，膏三杏一浮紧样。

小青龙汤

小青龙汤桂芍麻，三两姜辛甘草加。

咳逆依息不得卧，半升夏味泡沫化。

若渴去夏三蒌根，微利去麻加茯苓。

哽噎去麻炮附子，尿短腹胀四两苓。

若喘除麻加杏仁，须去皮尖量半升。

苓桂味甘汤

苓桂味甘头昏蒙，喘咳姜夏脉沉微。

气从少腹上冲咽，下流阴股面热醉。

青龙却碍肾元亏，上冲下流头冒昧。

味用半升苓桂四，甘三扶土冲热回。

苓甘五味姜辛汤（附加减法）

苓甘五味姜辛汤，太阴里寒咳满方。

冲气不甚反更咳，去桂姜辛温寒凉。

咳满平息又渴生，旋而不渴呕半夏。

咳轻呕止面浮肿，肺气凝滞杏仁下。

面热如醉火邪袂，胃热上冲三两黄。

温药和之辛温甚，久用口渴便秘伤。

干姜附子汤

干姜附子一枚姜，昼日烦躁夜安常。
不渴不呕无表证，脉微无热救残阳。

桂枝新加汤

桂枝加芍姜各一，人参三两新加汤。
桂枝新加营血虚，人参三两姜芍一。
汗后身痛脉沉迟，邪净潜行濡经气。

注：人参三两姜芍一，是在桂枝汤基础上增加的
剂量。

麻黄杏仁甘草石膏汤

麻杏甘石火迫越，汗出而喘无大热。
阳热初入凉解法，四二二八表里热。

桂枝甘草汤

桂枝甘草伤心气，四桂二甘甘温剂。
叉手冒心不烦躁，汗多亡阳心下悸。

茯苓桂枝白术甘草汤

苓桂术甘气冲胸，发汗动经身振动。
四三二二心下满，起则头眩沉紧用。

四苓三桂二术草，短气悸咳胀满胸。

茯苓桂枝甘草大枣汤

苓桂枣甘脐下悸，欲作奔豚跳动起。
八苓四桂二炙草，三枣扶中心阳虚。
腹型肥胖脐下甚，虚寒水饮夏防己。
左痛吴萸右良姜，噫气不除用坚中。

厚朴生姜半夏甘草人参汤

厚姜半甘参脾虚，汗后胀满午后剧。
厚朴半斤姜半斤，一参二草夏半剂。

茯苓甘草汤

茯苓甘草姜桂配，胃阳亏虚水停胃。
一草二桂三苓姜，心下悸厥汗出累。

芍药甘草附子汤

芍药甘草附子汤，发汗不解阴阳伤。
枚附恶寒三芍草，挛急疼痛多汗淌。

茯苓四逆汤

茯苓四逆四烦躁，枚附厥冷汗出惵。
一参二草两半姜，心悸痞硬失眠疗。
夜尿清长便稀溏，头痛脐悸龙牡效。

汗伤心肾水火离，肾躁心烦既济了。

注：娄绍昆教授认为茯苓四逆汤主阳虚、水气上逆
而上有假热之烦、心慌心悸、头痛失眠，中有太阴虚而
水气为病的肚脐周围悸动、痞满，下有少阴寒甚而四肢
逆冷、恶寒怕冷，汗出之寒，在茯苓健脾降水气、人参
健脾消痞满、四逆汤温阳的基础上，加龙牡以潜阳，实
现祝味菊的"温潜法"，可治疗阳虚水气上逆导致的烦
躁失眠，特别是昼夜难眠。

五苓散
五苓猪茯白术三，泽五桂二水逆反。
发热恶风汗出少，脉浮发热尿渴烦。

注：原方剂量为两、铢，通过剂量比例换算为此方
歌剂量，比例不变。

栀子豉汤
栀子豉汤四比三，反覆颠倒苦难眠。
心烦懊恼胸中窒，水火既济结痛安。

栀子甘草豉汤
栀豉气羸二两草，中虚上下不相交。
胃冷呕逆五生姜，心烦懊恼呕者消。

枳实栀子豉汤

枳实栀子烦满胀，一枳三栀一豉香。
浊阴上逆心中痞，覆令微汗劳复畅。

栀子厚朴汤

栀子厚朴四一枳，心烦懊恼难卧姿。
腹满难起脉滑数，枳朴泄满心胃施。

栀子干姜汤

栀子干姜四二汤，微烦身热时间长。
胸膈烦热又腹痛，上热下寒又便溏。

真武汤

真武苓芍三生姜，二术枚附悸眩晃。
畏寒肢冷沉重肿，腹痛振振尿不畅。
咳加姜辛味半升，尿畅去苓恐津伤。
下利去芍干姜二，呕去附子五生姜。

小建中汤

小建中汤补阴阳，倍芍一升重饴糖。
阳脉细涩阴脉弦，悸烦腹痛虚寒象。
咽干口燥手足热，四肢酸楚梦精伤。
汗出气短疲倦芪，产后虚痛当归尝。

注：疲倦气虚而痛者，加黄芪；心痛者加延胡索；血虚加当归、川芎；盗汗多加浮小麦、茯神；虚中生热加银柴胡、地骨皮。

桃核承气汤

桃仁承气四两黄，桂硝二两草同行。

热结膀胱尿血急，小腹急结病如狂。

桂枝去芍药加蜀漆牡蛎龙骨救逆汤

桂枝救逆三桂姜，心悸怔忡躁惊狂。

五牡四龙漆先煮，二两枣草温胸阳。

胸闷气短白黏痰，畏寒肢冷疲淡胖。

桂枝加桂汤

桂枝加桂五两凭，过汗伤阳发奔豚。

气从小腹上冲心，下温肾水上温心。

抵当汤

抵当大黄三两汤，少腹急结硬痛狂。

虻蛭桃仁各三十，喜忘便黑硬尿畅。

大陷胸丸

大陷胸丸上胸烦，项背拘急俯仰难。

半升葶苈杏芒硝，八两大黄水二碗。

心下硬痛不可近，半碗白蜜遂匕钱。

大陷胸汤

大陷胸汤脉沉紧，心下疼痛按之硬。
六黄硝升遂钱匕，日晡潮热胸胃病。
甘遂直涤胸间饮，胃中实热急荡尽。

小陷胸汤

小陷胸汤脉浮滑，瓜蒌一枚连半夏。
正在心下按之痛，心下结痛喘闷加。

文蛤汤

文蛤引饮渴不止，当汗水噀邪内驰。
热郁增烦肉中粟，意欲饮水无渴势。
文蛤用汤头痛紧，麻草姜三二两杏。
膏五枣二微中风，渴欲得水贪凉饮。

半夏泻心汤

半夏泻心夏半升，三两干姜芩草参。
一连枣打呕利痞，天气不降地不升。
但满不痛苔黄干，去滓重煎守古箴。

注：方歌中"枣打"，即大枣 12 枚，为一打，
后同。

大黄黄连泻心汤

大黄黄连泻心汤，黄二连一渍为汤。
关浮心痞按之濡，重气轻味善升降。

附子泻心汤

一枚附子泻心汤，一两芩连二大黄。
汗出恶寒心下痞，专煎轻渍太少方。

生姜泻心汤

生姜泻心四雷鸣，下利胁腹胀痞硬。
干噫臭味一连姜，芩草参三夏半升。

甘草泻心汤

甘草泻心利不停，完谷不化痞雷鸣。
一连四草姜芩三，夏半枣打心烦甚。

旋覆代赭汤

旋覆代赭半升夏，三两旋草水气下。
一赭二参五生姜，噫气不除痞枣打。
赭得土气敛浮逆，领参元气以归下。
旋覆辛润开肺饮，协夏蠲饮承上下。

赤石脂禹余粮汤

赤石余粮各一斤，肠滑下焦久利症。
理中不应脉迟弱，宫血滑精自汗生。
湿盛泻利当利尿，下焦为标中宫本。

桂枝人参汤

桂枝人参协热利，利下不止心下痞。
参术姜三桂草四，得冷则泻表里虚。

十枣汤

十枣遂芫戟等分，干呕短气汗头疼。
饮邪流窜上中下，腹胀喘满又痞硬。
胸背掣痛头晕眩，一身悉肿下为甚。
咳痛胸胁心下痞，舌苔白滑脉弦沉。

瓜蒂散

瓜蒂小豆一分散，香豉一合熬汤拌。
气上冲咽不得息，胸中有寒厥冷缓。

黄芩汤

黄芩三两二芍草，二阳合病十二枣。
发热口苦腹痛泻，里急后重灼热烧。
大便不爽质黏稠，呕夏姜三胃热消。

六物黄芩汤

黄芩下利是祖方，呕加半夏及生姜。
六物黄芩参桂夏，痞硬呕利枣干姜。

黄连汤

黄连腹痛冷呕频，二两参甘夏半升。
连桂姜三十二枣，胸中有热胃邪冷。

桂枝附子汤

桂枝附子四三枚，身体痛烦难转回。
风湿三姜二枣草，风胜于湿虚涩类。

白术附子汤

白术附子四两功，脉涩虚浮湿胜风。
湿邪既去风自除，大便若硬小便通。

甘草附子汤

甘草附子术两平，桂枝顾表四两明。
术附顾里主药草，骨节烦痛难屈伸。
恶风汗出衣短气，尿涩身肿触痛增。
独以甘草冠其名，风湿同驱要缓行。
驱之太急风邪去，湿邪独留后患生。

炙甘草汤

炙甘草汤四两甘，枣三十枚桂姜三。
半升麻麦一斤地，二两参胶酒水涵。
心动悸又脉结代，阴血亏虚心阳还。
虚劳不足汗胸闷，润燥复脉虚劳安。
肺萎涎沫郁闷吐，舌质淡嫩苔少干。

▶（二）少阳病方

小柴胡汤

小柴八两少阳凭，枣十二枚夏半升。
三两生姜参苓草，去滓重煎半阳病。
胸烦不呕除夏参，蒌实一枚生上津。
若渴除夏加人参，蒌根清热又生津。

大柴胡汤

大柴胡八五生姜，苓芍三两二大黄。
四枳枣打半升夏，心下急呕便结畅。

柴胡加芒硝汤

柴胡芒硝后二两，少阳发热便不畅。
日晡潮热又下利，不用大黄护中阳。

柴胡加龙骨牡蛎汤

柴胡龙骨牡蛎汤，苓桂铅丹两半尝。

枣六黄二后同煎，谵重烦惊胸满胀。

小便不利大便秘，身难转侧脐下慌。

注：两半，即一两半，大枣 6 枚约 1 两。此方含有小柴胡汤（剂量减半）、苓桂枣甘汤合调胃承气汤之意，分别为少阳、太阴水饮和阳明胃热三经病变之合病，当视为厥阴病。

柴胡桂枝汤

柴胡桂枝量减半，发热微呕微恶寒。

肢节烦痛或谵语，心下支结太少安。

心腹卒痛寒热吐，感后胸腹痛痞胀。

柴胡桂枝干姜汤

柴桂姜汤八三二，苓三蒌四牡草二。

胸满微结尿不利，渴烦头汗有寒热。

▶ （三）阳明病方

白虎汤

白虎大热渴多汗，难在阳邪背恶寒。

六知斤膏二两草，六合粳米洪大烦。
附子汤也背恶寒，身骨疼痛手足寒。
太阳条治脉浮滑，厥阴脉滑而厥难。
腹满身重难转侧，三阳合病遗尿谵。
口中不仁而面垢，脉浮脉沉寒热辨。

大承气汤

大承气汤实满证，大黄四两朴半斤。
枳五硝三便不通，腹痛大热脉沉实。
朴枳先熬黄后入，去渣硝入火微熏。
谵语潮热懊侬烦，口燥舌干利水青。
通泄大肠朴实黄，硝承热气下通地。
痞满燥实坚热烦，少阴阳明急下剂。
厚朴倍黄气药君，下粪荡邪泻火气。
寸口浮大按反涩，数滑尺涩反有力。

　　注：六经辨证和脏腑辨证时，大承气汤脉在右脉，尤其右关沉实有力。而在古太素脉法中，大承气汤在左尺沉取太过而实的脉。

小承气汤

小承微结潮热秘，通泄小肠承胃气。
朴二枳三四两黄，腹痛心烦沉滑力。
大黄倍朴气药臣，味寡性缓微和气。
长沙下法分轻重，妙在同煎当更衣。

调胃承气汤

调胃承气二草功，硝用半升地道通。
恶热谵语心烦满，桂枝遗热入胃中。
大黄四两承君火，太阳阳盛肌热重。
蒸蒸发热渴便秘，口齿咽喉龈肿痛。
腹满拒按苔黄燥，下后稀溏不畅用。

引张令韶：大承气者，通泄大肠而上承热气。小承气者，通泄小肠而上承胃气；调胃承气，调和胃气而上承君火之热。

三承气汤比较

大承气汤三焦伤，痞满燥实坚全方。
邪在上焦痞而实，小承防止下阴伤。
邪在中焦燥实坚，调胃承气利谵妄。
心下痞急呕为烦，大柴胡汤表里畅。

三一承气汤

三一承气出宣明，枳朴硝黄姜草等。
腹满实痛大承气，谵语下利调胃承。
内热不便小承气，燥实坚燥蓄热甚。
三个承气合为一，邪在三焦要分清。

猪苓汤

猪苓茯苓泽胶石，渴欲饮水尿涩治。
右尺脉浮发热烦，咳呕渴眠咽喉滞。
阳明少阴热伤阴，胃肾两关津液失。
舌红少苔饮冷水，小便淋漓涩痛赤。

麻黄连翘赤小豆汤

麻黄连翘赤小豆，二二十二姜草凑。
瘀热发黄二杏枣，肌腠瘙痒喘咳嗽。
发热恶寒无汗肿，左寸浮紧右数由。

栀子柏皮汤

栀子柏皮三二两，胸中懊侬红痤疮。
黄疸发热无内瘀，一草尿黄红苔黄。
湿热发于肌腠外，热重于湿治阳黄。

茵陈蒿汤

茵陈六两二栀黄，发热头汗渴饮汤。
身黄尿短腹微满，一宿腹减赤尿畅。

麻子仁丸

麻子仁四六两杏，枳朴芍三黄半斤。
小便频数大便干，炼蜜为丸还胃津。

▶（四）太阴病方

桂枝加芍药汤

桂枝加芍腹痛症，苔薄弦细属太阴。
虚弱小儿不安腿，慢性菌痢恶风凭。
常年腹痛淋巴肿，常易感冒用玉屏。
面黄消瘦食纳差，苔白楂曲平胃并。

桂枝加大黄汤

桂枝剧痛加大黄，通其地道腹满胀。
倍芍引桂入至阴，升陷外解下行畅。

▶（五）少阴病方

麻黄附子细辛汤

麻附辛二枚附炮，素体阳虚风寒找。
寒重热轻无汗卧，脉沉反热阴阳交。

引注：参考娄绍昆老师解读"反发热"以鉴别太阳
病或少阴病发热。①主治素体阳虚、久病大病、年老体
衰者，以及产妇等虚弱人发热；②腹诊软而无力、清冷
者多为少阴病发热，反之腹部紧张有力者多为太阳病；

③脉沉弱无力者多为少阴病发热，反之脉浮而弱或有力者，多为太阳病发热。

麻黄附子甘草汤

麻附草二盛夏冷，无汗热微恶寒甚。
心悸参苓烦龙牡，神差酸软清长沉。
心动过缓心阳虚，胸中畏寒气短闷。
久病寒甚微热痛，哮喘鼻炎头痛病。

黄连阿胶汤

黄连阿胶四三两，二两苓芍二枚黄。
心中烦乱不得卧，肾阴虚致心火亢。

附子汤

附子一枚四两术，苓芍三两二参助。
背冷脉沉身骨痛，背心恶寒冷手足。

桃花汤

桃花米姜赤石脂，半升煎汤半冲吃。
久痢黏液脓血便，腹痛温按尿涩施。
虚寒四逆痛归芍，阳虚阴伤下焦治。

猪肤汤

猪肤一斤斗水煎，烦躁咽痛利胸满。

米粉白蜜熬香服，上下内外四方安。
滋润肌肤泽头发，替代阿胶皱纹缓。

桔草汤

甘草二两咽痛求，少阴君火循经游。
咽干不渴桔梗一，胸痛振寒唾腥臭。
谁识少阴火逆咳，久久吐脓如米粥。

苦酒汤

苦酒生夏用一枚，鸡清苦酒搅几回。
咽干脉数不言语，刀环捧壳煎三沸。
水阴之气不济君，根部少苔致失音。
尺脉细数寸浮紧，阴伤在下寒上呈。

半夏散及汤

半夏散及汤桂甘，少阴咽痛因于寒。
因热咽痛桔草汤，咽中觉紧胀痛弦。

注：因热咽痛则用桔草汤，咽痛、肺燥、烦躁则用猪肤汤，因寒咽痛生疮则用半夏散，下寒上热失音不言语多用苦酒汤。

白通汤

白通少阴太阴方，下利脉微面戴阳。
枚附一姜四根葱，太阳阳明葛根汤。

水火不交乃中虚，面赤肢冷未格阳。

白通加猪胆汁汤

白通加胆格虚阳，恶寒怕冷无脉象。
格阳于上真阳衰，下寒上烦假热像。
厥逆无脉利不止，干呕心烦胆尿帮。
心衰中毒过吐泻，寒湿腰痛大汗汤。

通脉四逆汤

通脉四逆不恶寒，一枚生附姜草三。
里寒外热面色赤，手足厥逆格阳外。
下利清谷脉微绝，真阳欲脱救急难。
面赤虚阳加葱九，腹痛去葱真好手。
葱去换芍二两加，呕者生姜二两偶。
咽痛去芍加桔一，二参利止脉不出。
通脉四逆加参汤，利无可利去桔样。

吴茱萸汤

吴茱萸升三参枣，食谷欲呕六姜妙。
干呕涎沫头冷痛，心下痞塞水饮消。
手足厥冷不怕冷，左腹刺痛厥阴找。
烦躁将死微阳浮，胃冷水响心肾交。

引注：吴茱萸汤与通脉四逆汤、白通加猪胆汁汤三方鼎峙，三方均为少阴病方，调和阴阳、交通上下而救危难。结合条文"少阴病,吐利,手足厥冷,烦躁欲死者,吴茱萸汤主之"。此时吴茱萸汤少阴虚寒为本,微阳离根,寒饮上逆。其中土虚寒而枢机不利、心肾不交;中土虚寒则上吐下泻,阳气不达四末则手足厥冷。心火不下交于肾则心烦;肾水不上交于心则肾躁,寒越甚则躁越甚,甚至烦躁欲死。而通脉四逆汤为里寒外热,虚阳外越;白通加猪胆汁汤为下寒上热,虚阳上越。三者都治虚寒为本,水饮或虚阳为标的急症。

四逆散

四逆腕踝桂心悸,五味干姜咳下利。
腹痛枚附四药等,泻利下重薤白起。

茯苓四逆汤

茯苓四逆四一参,烦躁心悸水凌心。
舌淡白滑脉欲绝,龙牡琥珀耳眩晕。

茯苓四逆汤(二)

茯苓四逆四烦躁,枚附厥冷汗出憔。
一参二草两半姜,心悸痞硬失眠疗。
夜尿清长便溏稀,头痛脐悸龙牡效。
汗伤心肾水火离,肾躁心烦既济了。

▶（六）厥阴病方

乌梅丸

乌梅三百厥热证，六两柏参桂附辛。

归椒四两十干姜，黄连十六口渴频。

饥不欲食利不止，气上撞心痛热生。

上热下寒四肢厥，太阴不固久利证。

大温脾丸

大温脾丸当归须，姜附连柏辛桂萸。

乌梅积滞便不通，消痛大黄麦神曲。

水谷不化腹中冷，冷气攻冲肠鸣利。

心腹胀痛呕吞酸，面黄肌瘦嗜卧虚。

注：厥阴病上热下寒姊妹方，主下寒太阴不开，泻利而不畅。本方源自《张大昌医论医案集》。

当归四逆汤

当归四逆八两枣，桂芍辛三两个草。

脉微欲绝手足寒，两尺沉弦肝阳高。

注：两个草，即甘草、通草二草都是 2 两。肝阳高，指此为升肝阳第一方。

当归四逆加吴茱萸生姜汤

当归四逆萸生姜，内有久寒脏阳伤。
二升吴萸姜半斤，六升清酒共煎汤。
胃脘冷痛呕逆吐，小腹疼痛经脏寒。

注：内有久寒，即平时存在肝胃虚寒而表现为胃脘
冷痛、呕逆、呕吐、小腹疼痛而冷等。

麻黄升麻汤

麻黄升麻六五归，一两苓术姜桂回。
膏草芍冬同分两，上热三两苓母蕤。
寸脉沉迟下部弱，手足厥逆厥阴类。
咽喉不利吐脓血，泻利不止中阳归。

干姜黄芩黄连人参汤

干姜芩连人参三，入口即吐本下寒。
腹满干呕冷自利，呕家胸热心悸烦。

白头翁汤

白头翁二热毒痢，三两连柏等秦皮。
腹痛里急肛门热，赤多白少渴黄腻。

芍药汤

芍药汤用木槟榔，芩连桂枝当草黄。

腹痛脓血湿热痢，里急后重气血伤。

▶（七）霍乱吐利方

理中汤

理中呕吐腹痛利，参术姜草三两齐。
脾气虚寒不饮水，大病喜唾热粥济。

理中汤加减

脐上悸筑忌白术，去术加桂四两助。
吐多去术二生姜，心下悸者苓二除。
渴欲饮水术加半，腹痛加参两半足。
寒加干姜满去术，加附一枚厥冷故。

枳实栀子汤

枳实栀子烦满胀，一枳三栀一豉香。
浊阴上逆心中痞，发热懊恼胸腹胀。

牡蛎泽泻汤

牡蛎泽泻藻葽根，蜀漆葶苈商陆根。
腰下水肿尿不利，尿利止服等量行。

竹叶石膏汤

竹叶石膏二把斤，半升夏米麦一升。
三参二草心烦热，气短神疲虚数凭。

减味竹叶石膏汤

减味竹叶石膏汤，脉浮而促津气伤。
五八麦六三钱草，去参夏米清热凉。

　　注：竹叶石膏汤主伤寒热在阳明，余邪未尽。寒伤阳之后而用人参、半夏、粳米。减味竹叶石膏汤，系阳明余热未尽而阴伤为主，故脉浮而促，津气伤，去掉人参、半夏、粳米等温药，专以清热养阴。此方类似于《伤寒论》炙甘草汤与温病复脉汤的变化。

二、常用《金匮要略》方歌

▶ （一）痉湿病方

瓜蒌桂枝汤

栝蒌桂枝脉沉迟，身强几几欲痉时。
三两蒌根桂芍姜，二草三枣热粥吃。

麻黄加术汤

麻黄加术三四两，湿家烦痛腻苔样。
喘咳尿少喜热饮，寒热无汗纳呆像。
寒甚怕冷姜附辛，湿重防己薏术苍。

注：主治太阳寒湿或寒湿痹痛而见全身关节冷痛、重着，无红肿发热者；或寒湿郁于表里的痹证，或以寒湿为主的慢性荨麻疹之表证、慢性肾衰竭之皮肤瘙痒而小便不利的表里同病。

麻杏苡甘汤

麻杏苡甘一二草，一身尽痛日晡燎。
当风取冷关节痛，风湿化热在肌表。

注：此方乃风湿化热，邪在肌表、关节。麻黄、杏仁、薏苡仁均为 0.5 两，甘草 1 两，加倍则分别为 1 两与 2 两。后文的当归拈痛汤主湿热在关节、薏苡仁汤主

寒湿在肌肉关节。

当归拈痛汤

当归拈痛羌防升，猪泽茵陈芩葛人。
二术苦参知母草，湿热关节独痛凭。

薏苡仁汤

明医痹痛薏苡汤，桂芍苍麻归草姜。
血虚寒湿关节麻，手足肿胀难伸张。

防己黄芪汤

防己黄芪二枣姜，身重汗出恶风良。
二草三术四己芪，药后虫行腰下凉。
下寒细辛气冲桂，喘入二麻胃芍降。
服后如虫行皮里，腰下如冰取被挡。

▶（二）百合狐惑病方

百合知母汤

百合知母心肺阴，溲黄口苦卧不宁。
酉时潮热心烦热，干咳纳呆尿头疼。
不寐舌红脉细数，五百三知肺热清。

滑石代赭汤

滑石代赭三五两，百十冲呃胸不畅。
腹胀作泻红少苔，阴虚夹湿苦涩恍。
寒热胶结滑石分，再利小便以通阳。

百合地黄汤

百合生地一二比，神志恍惚神灵寄。
欲食欲卧寡言行，如寒如热苦少细。
燥咳麦冬沙贝草，神差不安酸枣齐。
经月不解渴因成，邪热流连肺阴虚。
百合一升水一斗，洗身食饼豆豉忌。
洗后仍渴属浮阳，蒌根生津牡降阳。

百合滑石散

百合滑石肺膀热，一百三滑咽燥裂。
心烦干咳头身困，脐下坚急尿赤涩。
无寒无热今发热，上清高源下利邪。

百合鸡子黄汤

百合鸡子吐胃阴，虚烦颠倒如鬼灵。
心悸失眠时干咳，嘈杂脸红手脚心。

甘草泻心汤

甘草泻心喉嗄伤，三参四草伤寒样。
卧起不安目不闭，恶闻食臭不食粮。
面目乍赤乍黑白，默默欲眠血气恙。
蚀下咽干苦参洗，雄黄熏之蚀于肛。

赤小豆当归散

赤豆当归脉数烦，小豆生芽曝令干。
豆取三升归十分，默默欲卧微出汗。
目赤鸠眼心火盛，目四眦黑火极寒。

升麻鳖甲汤

升麻鳖甲二一两，咽痛脓血阳毒伤。
面赤斑斑如锦纹，归草椒一雄半两。
阴毒无斑邪在经，身痛如杖面皮青。

▶（三）中风历节方

白虎加桂枝汤

白虎加桂三疟温，但热无寒脉如平。
骨节烦痛时微呕，二草六知米膏斤。

牡蛎汤

牡蛎四两二草汤，先煎三漆四麻黄。

发热无汗恶寒重，胁下硬满吐停尝。

柴胡去夏四蒌根，疟病发渴热伤阴。

侯氏黑散

侯氏黑散治大风，心中恶寒肢烦重。

血虚阳衰手足冷，左右沉弱略紧用。

脑冷晕重面麻痹，胸痹眼目不遂防。

归芎桂姜苓辛三，等量人参牡矾矾。

五苓八桔十术防，四十菊花痰热降。

注：本方主症有三。①平时太阴虚寒而恶寒怕冷、手脚冰冷、大便稀溏等；②少阳痰热而口苦、心烦，多梦等；③痰扰风动而见脑冷晕重、面麻痹、胸痹憋闷、眼目活动不遂。

风引汤

风引高热瘫惊痫，牡草二两桂枝三。

紫膏赤白滑寒六，大黄干姜龙四癫。

筋脉拘急滑中风，高压抽搐惊风痰。

防己地黄汤

防己地黄二斤黄，独语妄行病如狂。

己草桂风一二三，浮细而滑湿阴伤。

头风摩散

头风偏痛因大寒，附子和盐等分拌。
恶寒发热脉浮紧，椒姜绵絮熨寒散。
躯壳病生须外治，马膏桑引同科看。

桂枝芍药知母汤

桂枝芍药知母四，麻附草二四防吃。
生姜白术用五两，头眩脚肿痛四肢。

乌头汤

乌头五枚脚气痛，麻芍芪草三两均。
关节疼痛屈伸难，脉虚淡暗虚寒证。

续命汤

录验续命膏草麻，三两参桂姜当加。
四十杏仁两半芎，风痱不言不收法。
冒昧不知疼痛处，拘急不得转侧下。
虚而感风则成痱，视听茫然困倦乏。
喘鸣脉浮头身痛，面红烦躁痰热化。

千金三黄汤

千金三黄二芪辛，芩三独四麻五分。

手足拘急百节痛，烦热心乱不食饮。

烦甚大黄腹满枳，虚而气逆加人参。

病前陈寒厥附子，惊悸牡蛎渴花粉。

注：千金三黄汤原文为"治中风手足拘急，百节疼痛，烦热心乱，恶寒，经日不欲饮食"。此病由表卫不固，中风而发：①风寒湿外袭太阴脾，脾主四肢肌肉，故手足拘急、恶寒、不欲饮食；②风乘火势，内有郁热而扰乱少阴心中神明，故心烦，或口苦，用黄芩；③外邪直中入里而伤少阴肾之骨，故百节疼痛而用细辛、独活入肾穿筋骨，以散肾邪。

近效术附汤

近效术附用二一，头晕重眩恶寒起。

姜枣甘草四肢倦，纳呆四逆浊阴逆。

注：本方主治风虚头重眩，苦极不知食味，暖肌补中，益精气。①肾阳虚而畏寒怕冷、脚冷，用附子。②肾虚而火不暖土，脾不运化而产生水气，水气上逆而头重眩晕，脾虚而纳呆，四肢沉重困倦。白术与姜枣草健脾而化水气。③脉可见右尺沉紧无力，右关沉或弦，右寸浮弦，即虚寒而水气上逆不化，为虚寒性眩晕。治疗阳虚"风虚"头重，见风头重而纳呆加白芷、鸡内金、神曲、谷芽等。

越婢加术汤

越婢加术四皮水，面目下肢浮肿肥。
小便不利恶风附，肾炎黄肿脉沉类。
下肢痿弱汗大泻，腰腿麻痹关节疼。
越婢术附腰突出，尿涩水邪表里分。

注：主治腰脚麻痹、下肢痿弱及关节疼痛而有水气留滞，或水肿，或肾功能障碍，"肾炎面容"而黄肿者。

▶（四）血痹虚劳方

黄芪桂枝五物汤

黄芪桂枝五物汤，三芪桂芍枣六姜。
寸口关微尺小紧，身体不仁指麻僵。

桂枝加龙骨牡蛎汤

桂加龙牡失眠剂，阴部寒冷少腹急。
遗精梦交盗汗芤，目眩发落阳痿起。
腹部痉挛动悸芤，神经衰弱夜尿遗。

二加龙牡汤

二加龙牡薇三附，眠痛发脱神无主。
心悸气短阴部寒，怕冷潮热阴阳固。

天雄散

天雄龙骨三两当，阴精不固本之阳。
六桂八术阴部寒，腰膝冷痛男精壮。
遗精头痛不育孕，精冷阳痿早泄狂。

注：本方用于下元虚冷、阳虚寒极之腰膝酸软、冷痛，遗精，阳痿，不育不孕等证。或与桂枝加龙骨牡蛎汤合用，名为桂枝加龙牡天雄汤。

小建中汤

小建中汤盗汗狂，悸烦腹痛疲劳黄。
咽干口燥梦失精，四肢酸痛夜尿长。
小儿虚弱手足热，倦甚黄芪血虚当。
气血亏虚用归芪，大寒腹痛大建阳。
大小相加中建中，虚弱寒痛拘急挛。
腹胀难消茯去枣，气短胸满倍生姜。
肺虚喘咳当补肺，三夏开窍痰饮慈。

黄芪建中汤

黄芪建中黄肉松，饿时饭后肿胀痛。
表虚盗汗自汗流，里急悸眩泻利用。

归芪建中汤

归芪建中腹如舟，定时虚痛位不游。

重按不痛拘痛经，寸弱尺弦憔悴瘦。

注：寒甚腹痛，则大小同用为中建中汤。

薯蓣丸

薯蓣三十二十草，三姜二薇百枚枣。

桔茯柴胡五分匀，人参阿胶七分讨。

更有六分不参差，芎芍杏防麦术好。

豆卷地归曲桂枝，均宜十分和药捣。

蜜丸弹大酒服之，尽一百丸功可造。

风气百疾并诸虚，调剂阴阳为至宝。

表虚不固易感冒，脾肺不足大病劳。

头晕目眩悸耳鸣，乏力纳差胃痛消。

骨节酸痛微寒热，气短闭经经不调。

心悸失眠气血虚，神不守舍恍惚飘。

酸枣仁汤

酸枣二升一两草，茯知芎二虚烦躁。

心悸多梦头晕眩，咽干口燥红苔少。

左关弦细寸细数，血虚肝旺心火燎。

注：左关肝血虚，肝火旺而上逆扰心，左关浮滑无力，左寸细数；与之对应的是左尺肾阴虚，心火亢的黄连阿胶汤，左尺沉细，左寸浮细数。

大黄䗪虫丸

大黄䗪虫五劳虚，虚极羸瘦干血聚。
包块腹满不能食，肌肤甲错目黑黯。
左寸细数心烦躁，硬化腹水脾大瘀。
潮热盗汗腹皮急，皮消肉脱弦数细。
风气不去瘦薯蓣，缓中补虚治经闭。

注：此方类似《内经》四乌贼骨一芦茹（茜草）丸。

▶（五）肺萎肺痈方

射干麻黄汤

射干麻黄在治水，不在发表在宣肺。
三枣射辛菀冬花，麻姜四两半夏味。
喉中咳逆水鸡声，干姜温中散郁肺。

皂荚丸

皂荚蜜丸吐浊痰，咳逆上气坐难眠。
日三夜一痈势盛，枣膏调汤胃气安。
外无表邪气上逆，欲成肺痈化其痰。

厚朴麻黄汤

厚朴麻黄五四两，夏味杏仁半升量。

二两姜辛膏蛋大，咳哮脉浮麦咽痒。

外有表邪预理肺，表里同治复其阳。

注：麦指小麦，先煮小麦——外邪鼓动下焦水气（在咳嗽、哮喘同时有小腹肠鸣水气表现），治水饮在下而上逆于肺，蒙蔽心肺阳气，宣上焦之阳，降逆上之饮，防治肺萎。射干麻黄汤水气在咽喉，苓桂术甘汤水气在胸中，小青龙汤水气在心下或胸。

泽漆汤

泽漆三斤半升夏，三两苓草参桂加。

生姜白前紫参五，咳而脉沉腹水下。

喘息气促又浮肿，苔黄板结饮热化。

注：可用于肺癌、间质性肺炎，伴腹水者。

麦门冬汤

麦冬火逆气上冲，一升半夏七升冬。

二两参甘三合米，咽喉不利打枣用。

右寸浮细咳嗽喘，手足心热少苔红。

口干咽燥痰不爽，呕吐纳少呃逆重。

肺热枯焦将致萎，肺胃阴伤不成痈。

葶苈大枣泻肺汤

葶苈大枣泻肺汤，咳逆米粥胸满胀。
口燥胸痛实数脉，喘而不卧肺痈疡。
一身面目浮胖肿，喘鸣鼻塞清涕长。
寒饮先服小青龙，不闻香臭酸辛凉。
葶苈一枚十二枣，喘而不卧水饮畅。

桔梗汤

桔梗甘草一二两，肺痈已溃脓米汤。
振寒脉数咽干痛，胸痛浊唾腥臭黄。

越婢加半夏汤

越婢加夏用半升，咳喘上气肺胀平。
浮大有力烦黄痰，身形如肿饮热生。
风水多今气逆多，水风相抟目如脱。
热壅肺胀外邪郁，甲亢突眼痰饮癥。
全凭越婢平风水，痰净闭开无痈祸。

小青龙加石膏汤

小青龙加石膏汤，二两石膏原方量。
肺胀咳喘脉浮弦，欲除烦躁藉辛凉。
心下有水泡沫痰，外邪内饮内热荡。

桂枝去芍加皂荚汤

桂枝去芍加皂荚，肺萎痰浊黏腻滑。
痰饮挟邪迫肺金，桂枝运气胸闷化。

苇茎汤

苇茎二升千金存，桃仁薏苡瓜半升。
烦满咳吐黄脓痰，胸中甲错肺痈成。

生姜甘草汤

生姜甘草五四多，肺萎唾涎咽燥渴。
津不上承三参枣，土生金水津上沃。
生姜甘草人参枣，五四三二渴咽燥。

引《金匮方歌括》魏念庭云：师为肺冷而干燥将痿者，立甘草干姜汤一方；为肺热而枯焦将致痿者，立麦门冬汤一方，皆预治肺痿之法也；师为有表邪而肺郁，恐成痿与痈者，立射干汤一法；为无外邪而气上逆者，恐其成痈，立皂荚丸一法；为有外邪而预理其肺者，立厚朴麻黄汤一法；有外邪而复有内热者，立泽漆汤一法，皆预治肺气不令成痿痈之意也；又为有外邪而肺胀急，立越婢加半夏汤一法；有外邪而复有内热肺胀烦躁者，立小青龙加石膏一法，亦皆预治肺气不令成痈痿之意也。及肺痈已成，用大枣葶苈泻肺汤；久久吐脓如米粥，用桔梗汤。

▶（六）奔豚气方

奔豚汤

气冲腹痛号奔豚，四两夏姜五葛根。
归芎苓芍二两甘，李根白皮用一升。
左关沉弦双寸弦，肝升太过肺降轻。
气上冲心乌梅丸，寒热往来升降平。

注：按服此汤未愈者，可用乌梅丸。脉为左关弦滑，左寸浮弦至寸上，且右寸浮弦。

桂枝加桂汤

桂枝加桂肾奔豚，气从少腹上至心。
汗伤心阳肾气寒，温补心阳暖水温。

茯苓桂枝大枣甘草汤

苓桂枣甘脐下悸，欲作奔豚跳动起。
八苓四桂二炙草，三枣扶中心阳虚。
虚寒水饮半夏重，汗后肾水凌心气。
心肾厥阴三冲逆，加桂奔豚乌梅俱。

引：奔豚气冲逆，是冲气自下而上，"动于肾气，激乱于厥阴，而撤守在心，实三经同病也"，是肝气奔豚冲逆，不用苓桂。《金匮要略》茯苓桂枝甘草大枣汤治汗后肚脐下悸动，是肾气携水凌心，含桂枝甘草汤治疗"叉手自冒心"；水气化痰饮，加蜀漆而变为桂枝去芍药加蜀漆牡蛎龙骨救逆汤，治疗火逆惊狂。再奔豚汤治气上冲胸基础上，对比分析乌梅丸气上冲心，桂枝加桂汤治气从少腹上冲心，寒气冲逆位置略低；四逆散加茯苓治疗心下悸，悸动位置更低；理中汤去术加桂治疗脐下动气，位置最低，同苓桂枣甘汤。这些是肾气水饮冲逆，用苓、桂降冲逆。这也是借鉴伤寒腹诊的思路进行另一种对比分析。

▶（七）胸痹心痛短气方

栝蒌薤白白酒汤

栝蒌薤白白酒汤，蒌实等薤酒适量。
胸背闷痛或短气，胸痹喘息咳唾凉。
胸为阳位似天空，寸口沉迟虚寒上。
阴气弥沦痹不通，关小紧数寒痹阳。

引：寸口脉沉而迟，关上小紧数。寸口，即《内经》所谓上竟上也，沉为在里，迟为虚寒。关上者，即《内经》所谓上附上也，紧为阴邪，数为阳气，显系胸中阳气被阴寒闭塞，阻其前后之气，不相贯通，故见以上种种诸证。阴寒凝泣，阳气不复自舒，故沉迟见于寸口；小紧数复显于关上者，邪之所聚，自见小紧，而阴寒所积，正足以遏抑阳气，故反形数。

瓜蒌薤白半夏汤

瓜蒌薤白半夏八，薤三蒌四痰浊化。
胸背牵痛不得卧，胸闷舌淡腻苔下。

枳实薤白桂枝汤

枳实薤白桂枝名，一蒌枳桂薤半升。
胸满心痞四两朴，痞连胸胁逆攻心。

桂枝人参汤

桂枝人参温胸阳，虚证胸痹阴气狂。
少气懒言胸冷闷，阳复阴邪自散藏。

茯苓杏仁甘草汤

茯苓杏仁甘草汤，轻症胸痹憋闷慌。
短气一草苓杏三，淡渗水行气自畅。
阳脉濡弱阴小急，胫冷头重眩汗妄。

橘皮枳实生姜汤

橘皮枳实生姜汤，一斤三两半斤姜。
胸痹气塞水在肺，淡渗辛开舌淡胖。
胸闷胸痛窒塞感，心悸气短痰涎胀。

哕逆呕恶橘枳姜，不哕或悸茯苓汤。

薏苡附子散（一）

薏苡附子三一比，胸背疼痛胸痹急。
心痛彻背咳唾喘，脚肿转筋四肢拘。
寒气在里有歇止，在表桂加附子剂。

薏苡附子散（二）

薏苡附子阳微痹，水寒土湿清气郁。
浊阴上逆痛缓急，筋滋阴养湿浊去。

桂枝生姜枳实汤

桂枝生姜枳实汤，桂姜三两枳五两。
心悬摇痛心下痞，痰饮上弥阴霾荡。

乌头赤石脂丸

乌头赤脂一分两，五分附子十椒姜。
彻背彻胸痛不休，心胸关节背寒凉。
肾火不温心火衰，手足厥逆冷汗淌。

九痛丸

九痛腹胀心疼痛，积冷结气心胸中。
三附一狼参姜萸，口不能言冷气冲。

注：狼，狼牙，有人认为是仙鹤草的根。

▶（八）腹满寒疝宿食五脏风寒积聚方

附子粳米汤

附子粳米枚二枣，半升夏米一两草。
胸胁逆满上冲逆，腹中冷痛呕吐叫。

注：附子粳米枚二枣，指附子 1 枚、大枣 2 两。

厚朴七物汤

厚朴七物表里双，腹满便秘发热阳。
桂枳枣二黄草三，厚朴半斤五两姜。
恶风脉浮便不畅，呕加半夏利去黄。

厚朴三物汤

厚朴三物重行气，腹痛腹胀大便闭。
四黄八朴五枚枳，小承热结重在积。

厚朴大黄汤

厚朴大黄饮邪重，腹满胸闷喘咳红。
四朴三黄二两枳，胸为阳位阴霾重。
厚朴苦降温开气，直通地道饮邪融。

小承气汤

小承便秘微结肠，朴二枳三四两黄。
长沙下法治轻症，妙在同煎切勿忘。

大建中汤

大建中汤四干姜，呕不能食冷痛凉。
腹冲头足寒逆上，二两参椒升饴糖。
心胸腹中大寒痛，腹冲头足米粥养。

大黄附子细辛汤

大黄附子细辛汤，三两三枚辛二两。
胁下偏痛脉紧弦，手足厥冷便秘阳。
胸胁腰腿左或右，腰腿憋闷实寒凉。
舌淡苔白腻怕冷，发热便秘肢冷畅。

赤丸

寒气厥逆赤丸珍，四两夏苓一两辛。
二两炮乌酒饮下，或加桂枝辛换参。

当归生姜羊肉汤

当归生姜羊肉汤，三五一斤产褥伤。
腹痛胁痛营血虚，发热自汗肢痛胀。
倦怠乏力加参芪，千金四物甘桂姜。

痛呕痰涎橘皮术，寒多呕吐加生姜。
今用豆蔻香砂法，理气更把营血伤。

乌头桂枝汤

乌头桂枝五枚汤，蜜煮内外寒冷凉。
腹痛身痛肢不仁，如醉面红得吐恙。

乌头汤

乌头五枚脚气痛，芍草芪麻三两均。
五脏拘急难转侧，阴缩四逆难屈伸。

大乌头煎

大乌头煎用蜜煎，绕脐腹痛出白汗。
肢厥肤冷脉沉紧，腹冷不食恶风寒。

旋覆花汤

旋覆三两欲蹈胸，肝着茜草十四葱。
胸闷胀痛喜捶按，但欲饮热先用松。

肾着汤

肾着腰冷坐水泉，重痛如带五千钱。
四两姜苓二术草，肾府寒湿腰腿寒。

引尤在泾：寒湿之邪，不在肾之中脏，而在肾之外府，故其治不在温肾以散寒，而在燠土以胜水，若用桂、附，则反伤肾之阴矣。

▶（九）痰饮咳嗽消渴小便不利方

苓桂术甘汤

苓桂术甘饮弥胸，四三二二目眩重。
胸胁支满心下痰，水气荡漾心悸动。
短气微饮脾阳虚，酸腿怕冷肾气功。

肾气丸

肾气阳虚尿不利，虚劳腰痛少腹拘。
短气痰饮不得尿，少腹不仁右尺虚。

木防己汤

木防己三十两膏，咳逆喘满心悸跳。
心下痞坚面黧黑，二桂四参烦渴少。
邪散复聚芒硝三，四两苓加不用膏。
气行复聚知为实，以软磨坚自不劳。
饮不解渴喜热饮，证在胁下坚满消。

　　注：饮不解渴方比较，猪苓汤、五苓散、小陷胸加
枳实汤与木防己汤。

泽泻汤

泽泻五两二两术，心下支饮冒眩苦。
清阳之位饮邪乘，崇土制水重在疏。

厚朴大黄汤

厚朴大黄十六用，胸满憋闷便不通。
咳喘痰多不得卧，一枳行气化痰功。

小半夏汤

小半夏汤半斤姜，呕吐痰涎谷不降。
小半夏加茯苓汤，痞满肠鸣悸眩样。
加桂去夏治悸厥，茯苓甘草温胃阳。

己椒苈黄丸

己椒苈黄一两均，口舌干燥水气鸣。
腹大胀满大便干，津不上润下闭经。
前后分消上君苈，中以黄椒下己君。

五苓散

五苓猪茯白术三，泽五桂二水逆返。
颠眩吐沫脐下悸，饮不解渴小便难。

茯苓饮

茯苓参术量等三，中虚不运聚成痰。
二两橘枳四两姜，纳差胸闷口水涎。

苓桂味甘汤

苓桂味甘四三三，气从少腹冲胸咽。
寸沉尺微手足厥，面热如醉口燥干。
热流阴股时复冒，多唾肢痹小便难。

苓甘五味姜辛汤及加减

苓甘五味姜辛汤，茯苓四两他三两。
冲气低时更咳满，脏腑沉寒赖温阳。
苓甘五味姜辛夏，冒而必呕半升夏。
咳满平后更复渴，旋而不渴饮邪化。
咳轻呕止面肿增，肺气凝滞杏半升。
面热如醉火邪㹉，胃热冲面三两黄。
驱饮辛温药一派，别能攻热制阳光。

瓜蒌瞿麦丸

瓜蒌瞿麦尿不利，其人口渴有水气。
苓药三两一枚附，小腹冰凉阳气虚。
小便不利上渴生，水气留中不化气。

▶（十）水气黄疸病方

越婢汤（一）

越婢六麻三枣姜，脉浮不渴自汗淌。

恶风附子一身肿，二草八膏无热状。

越婢汤（二）

越婢麻膏姜枣草，六八三三二肿消。

风水恶风一身肿，脉浮不渴自汗掉。

恶风枚附痒术四，外湿内热见风了。

越婢汤（三）

越婢麻膏六八两，喘咳二草三枣姜。

汗出恶风上身肿，尿涩脉浮渴饮凉。

大青龙汤去桂杏，麻黄无桂利尿强。

防己茯苓汤

防己茯苓芪桂草，四肢聂聂肿动摇。

水气在皮表里肿，己桂芪三二两草。

风水之湿内经络，皮水之湿外皮肤。

湿不在利不用术，茯苓六两中流柱。

甘草麻黄汤

甘草麻黄二四两，一身面目黄肿胖。
纳差腹满四肢困，身重恶寒虚寒样。

黄芪芍药桂枝苦酒汤

芪芍桂酒黄汗病，五三三两酒一升。
发热口渴身体肿，胫冷下重脉自沉。
酒后汗出当风多，汗出入水水伤心。

桂枝加黄芪汤

桂枝加芪病黄家，二两脉浮汗解法。
疼痛烦躁不能食，恶寒发热自汗下。
食已汗出暮盗汗，汗已发热身错甲。
腰上汗出胫自冷，身瞤胸痛尿涩发。

桂枝去芍药加麻黄附子细辛汤

桂枝去芍麻附辛，脉迟而涩手足冷。
身冷麻木骨节痛，上腹痞塞胁满鸣。
桂姜三两一枚附，麻辛枣草二两均。
心肾交病升降难，上下不通杯盘硬。
实则矢气虚遗尿，心下坚盘呃逆平。
麻桂生姜上散水，附子细辛下散阴。
枣草补中运其气，上下之气交通行。

阳气前通则恶寒，阴气前通痹不仁。

心下如盘边若杯，气分须从气转回。

大气一转结乃散，阴阳相得气乃行。

　　引：此证是心肾兼病，上不能降，下不能升，日积月累，如铁石难破。方中用麻黄、桂枝、生姜以攻其上，附子、细辛以攻其下，甘草、大枣补中焦以运其气，庶上下之气交通而病可愈，所谓大气一转，其结乃散。

栀子大黄汤

栀子大黄二一两，枳五豉升酒疸黄。

心烦懊恢或热痛，上下分消便秘畅。

茵陈五苓散

茵陈五苓两解方，饮不解渴淡萎黄。

五苓五分专行水，十分茵陈却退黄。

喘满呕逆夏生姜，虚黄理中真武汤。

腹痛呕苦小柴胡，萎黄尿利建中尝。

大黄硝石汤

大黄硝石四柏栀，黄疸腹满尿涩赤。

自汗外通大便难，表和里实湿热治。

▶（十一）惊悸吐衄下血胸满瘀血方

半夏麻黄丸

半夏麻黄等蜜丸，心下悸动饮邪泛。
麻发阳气夏蠲饮，一升一降舌胖淡。

黄土汤

黄土半斤术附芩，阿胶三草地黄并。
吐衄崩便血色淡，怕冷舌淡脉弱沉。

泻心汤

泻心吐衄心火亢，火热上攻心气伤。
釜下抽薪顿服之，一两芩连二大黄。

吴茱萸汤

吴茱萸汤姜枣参，四肢厥冷不怕冷。
干呕涎沫头冷痛，心下痞塞呕利并。
烦躁不安食谷呕，左腹刺痛左寸凭。
阴霾上逆胸阳蔽，呕而胸满天空阴。

猪苓散

猪苓散等术茯苓，呕余思水救其阴。

胸满似有水饮动，未吐先渴防新饮。

大半夏汤

大半夏汤参白蜜，胃反呕吐冲气逆。
半夏二升蜜一升，三参养液纳冲气。
胸胁膈间梗阻感，朝食暮吐胃气虚。

注：胸膈间梗阻感、进食后不下而胸腹间胀满，类似冲气上逆，可用此方。

大黄甘草汤

大黄甘草四二两，吃完即吐胃热亢。
口臭便秘苦干渴，上从下取热食伤。

注：胃热而口干口渴，大便干结，再进食辛辣刺激的热食，两热相冲而胃不受纳，吃完片刻而吐出。干姜芩连人参汤主入口即吐。

茯苓泽泻汤

胃反茯苓泽泻汤，吐后渴欲饮水样。
苓八泽泻生姜四，二草桂术水饮降。
未吐先渴猪苓散，边吐边渴边饮狂。

注：此方主未吐完就口渴，或边吐边觉得口渴，与吐后渴欲愈者不同，亦与猪苓散证未吐而先渴者不同。

▶（十二）呕吐下利方

文蛤汤

文蛤膏五凤头痛，麻杏姜枣甘三同。

水随吐去热未去，渴饮贪凉不休功。

半夏干姜散

半夏干姜各等分，胸不满闷头不疼。

干呕吐逆沫涎多，胃腑虚寒痰涎生。

生姜半夏汤

生姜半夏愦愦烦，似喘似呕似哕难。

饮阻冲胸憋难耐，面目浮肿嗽头旋。

一升姜汁半升夏，先煮半夏后同煎。

引：本方治疗呕哕非喘，似呕而无物；似哕而不连声；似喘而不气急，心中愦愦无可奈何，莫可名状，饮邪与寒邪结聚于胸中，胸阳被阻遏，舌淡苔白水滑，阴证，不同于栀子豉汤舌红之阳证；吴茱萸汤主胸满、头痛、烦躁是下焦虚寒夹饮上逆；干姜半夏汤主中虚痰涎多。

橘皮汤

橘皮四两半斤姜，手足厥冷胃冷凉。
干呕哕逆痰稠浊，寒壅成嗽遇冷强。
气逆于胸阻四肢，哕而干呕厥郁阳。

橘皮竹茹汤

橘皮竹茹各一升，五姜枣草一两参。
虚烦少气脉虚数，呃逆干呕干红嫩。

桃花汤

桃花三姜斤米脂，半斤熬汤半冲吃。
腹痛下利尿不畅，水寒土湿脓血滞。

黄芩汤等方比较

黄芩腹痛下利黏，少阳寒热渴咽干。
噫气哕逆生姜夏，下利祖方心痞满。
葛根下利寒热重，项背僵急无腹痛。

《外台》黄芩汤

外台黄芩干呕利，参芩姜三桂枝一。
枣十二枚半升夏，太阳阳明相传递。

▶（十三）疡痈肠痈方

薏苡附子败酱散

薏苡附子败酱散，十二五分腹胀满。
肠痈甲错腹皮急，寒阻肉腐脉数难。
心气抑郁结小肠，腹无积聚无热软。

大黄牡丹汤

大黄牡丹四一桃，半升冬瓜子芒硝。
少腹肿痞按之痛，时热恶寒汗尿调。
脉迟而紧脓未成，脉数脓成败酱草。

排脓汤/排脓散

排脓汤与散悬殊，尚未隆起病在初。
一姜三桔二枣草，通行营卫从阳出。
排脓散等枳芍六，二分桔梗鸡黄揉。
痈脓发热隆起硬，头面躯干胸腹后。
排脓汤治脓已成，干姜大枣草桔梗。
排脓散治肿块硬，排后建中内托并。

麻黄加术汤

麻黄加术用四两，先煮麻黄去沫样。

腻重湿家身烦痛，麻三桂二草一量。

▶（十四）妇人病方

桂枝茯苓丸

桂枝茯苓皮桃芍，癥瘤瘀血全身跑。
左腹刺痛颜面暗，下肢黯黑皮损消。

附子汤

附子汤治少阴寒，腹痛恶寒腹如扇。
脉弦发热胎愈胀，子脏开故得暖安。

胶艾汤

胶艾四物胞宫寒，滴沥不尽面舌淡。
崩漏小腹痛又冷，芎胶草二归艾三。
白芍四两地黄六，清酒三升温服安。
胎漏痔疮左腹急，贫血肤干腹麻软。

当归芍药散

当归芍药三一斤，芎泽半斤四术苓。
脐周隐痛血与水，黄斑暗肿干在营。

干姜人参半夏丸

干姜人参半夏丸，妊娠呕吐饮邪反。
参姜一两夏二两，姜汁糊丸温胃寒。
胃热气逆饮亦反，参麦二陈竹茹伴。
舌苔黄腻妊娠吐，胃中寒热分清看。

当归贝母苦参丸

当归贝母苦参四，饮食如常尿难赤。
妊娠苔燥黄微渴，湿热淤积肺气滞。
小便如淋大便干，通治产后二便难。

葵子茯苓散

葵子茯苓一升三，妊娠水气小便难。
头眩恶寒水气盛，起即头眩身重安。
五皮饮加紫苏子，以防葵子滑胎产。

五皮饮

五皮饮治气喘急，陈苓姜桑大腹皮。
脾郁四肢面目肿，脘腹胀满便不利。

当归散

当归芎芍芩一斤，术八妊娠产后病。
黄芩清肺气血畅，土中涵湿万物生。

白术散

白术散用芎椒牡，四四三二酒饮服。
辛夏烦痛呕纳差，痛加芍药倍芎故。
肥而有寒吐清涎，胎动脾虚寒湿阻。
呕吐不止小麦汁，室女带下痰饮除。

妇人产后方

产妇郁冒头汗出，呕不能食小柴胡。
大便反坚脉微弱，血虚下厥阳上孤。

枳实芍药散

枳实微烧芍药等，满烦不卧腹胀疼。
羊肉汤方胁腹痛，腹胸虚寒麦粥温。
痛脓不去加桔梗，散调大麦稳而新。

下瘀血汤

下瘀血汤二两黄，二十桃䗪蜜为方。
产后脐下痛如刺，枳芍不效酒煎尝。

竹叶汤

竹叶一把产后风，发热面赤喘头痛。
葛三姜五一枚附，一桔参草桂防风。
颈项强用大附子，呕加半夏微汗功。

竹皮大丸

竹皮大丸乳中虚，烦乱呕逆安中气。
一桂七草茹膏二，枣肉薇一热倍取。

白头翁加甘草阿胶汤

白头翁加胶草汤，产后阴虚下利方。
红白黏液目干涩，舌红少苔干渴凉。

《千金》三物黄芩汤

三物黄芩肢烦热，一芩二苦四地协。
产褥露风四肢苦，风邪郁头不痛者。
四肢手足干劳血，腹空无物手足裂。
头痛烦热小柴胡，苔少生地去血热。

《千金》内补当归建中汤

当归建中四去瘀，产后虚羸倦少气。
纳差腹中刺痛久，痛引腰背少腹急。
大虚腹痛加饴六，无归换芎干姜取。
血多崩伤衄不止，二两阿胶六两地。

半夏厚朴汤

半夏厚朴二叶苏，四苓五姜三厚朴。
咽中炙脔痰气阻，半升半夏降出入。

甘麦大枣汤

妇人脏燥欲悲伤，如有神灵太息长。
一升小麦三枣草，阳衰阴燥神灵样。

温经汤

温经芎芍归草人，胶桂丹皮二两均。
半升半夏麦倍用，姜萸三两对君陈。
唇干口燥掌烦热，经乱小腹胀痛冷。
暮即发热宫寒阻，崩漏血多久不孕。

土瓜根散

土瓜根䗪桂芍三，经水不利少腹满。
小腹热痛带稠浊，月间再见瘀热散。
温经小腹冷痛别，少腹刺痛灼热烦。

桂枝加龙骨牡蛎汤

桂加龙牡固涩剂，失眠阴冷少腹急。
遗精梦交盗汗芤，目眩发落遗尿悸。
桂加龙牡各三两，收敛止血圣愈汤。
收敛止汗玉屏风，养血安神四物尝。

牡蛎泽泻散

牡蛎泽泻藻葶根，蜀漆葶苈商陆等。

病后腰下水肿胀，水热胶结下伤阴。

麻黄连翘赤小豆汤

麻黄连翘赤小豆，六杏升豆桑皮佑。
麻翘姜草二枣三，瘀热在皮黄痒流。

茯苓汤

茯苓四物术泽三，苓草栀朴麦冬伴。
血虚郁热右寸细，肢肿心悸又心烦。

抵当汤

大黄三两抵当汤，里指冲任不指胱。
虻蛭桃仁各三十，攻其血下定其狂。

三、常用温热病方歌

▶（一）上焦篇·常用方

清络饮及加减

清络头胀目不了，荷扁西丝银竹梢。

麦杏桔草三二一，暑温但咳声清高。

舌白不渴苔白腻，吐血滑杏苡仁找。

发热微寒为暑湿，咳嗽气急在上焦。

舌白口渴无汗出，银翘去蒡杏滑好。

胸闷郁金香豆豉，尿少通薏痰苓夏。

舌白口渴大汗出，杏膏芩去芥元参。

桑杏汤

桑杏干咳浙贝一，沙二栀豉一梨皮。

咽干口渴唇鼻干，右脉浮数苔燥气。

麻杏石甘汤

麻杏石甘三二钱，洪数右大吐稀痰。

喘咳急促喉咽哑，太阳阳明表里烦。

生脉散

生脉骤降气阴虚，大汗不止难喘息。

参麦五味三二一，脉若杨花右寸取。

三黄二香散

三黄二香茶汁敷，乳没连柏大黄助。
黄疮如米大头瘟，普济内服此外敷。

注：三黄，指黄连、黄柏，大黄；二香，指乳香、
没药。

银翘马勃散

银翘马勃蒡射干，喉阻咽痛轻扬散。
木夹心火来刑金，右寸浮数苔少干。

白虎加桂枝汤

白虎加桂用三钱，但热不寒呕大汗。
口渴苔黄脉数急，骨节红肿疼痛烦。

清燥救肺汤

清燥救肺桑膏杷，麦胶参草杏胡麻。
喘呕痰涎黏干燥，胸满细数少苔芽。

翘荷汤（一）

翘荷桔栀芦根皮，薄荷菊草绿豆衣。
燥热上干目赤鸣，口渴咽痛清窍利。

翘荷汤（二）

翘荷桔草绿栀皮，清窍不利因燥气。
目赤耳鸣龈肿胀，耳鸣羚丁咽蒡芩。
目赤夏枯菊苦丁，火郁于上红肿起。

丁氏三阳透解方

三阳透解蒿银翘，柴芩芍草冬凌草。
外感高热咽头痛，葛根防风芎石膏。

雷氏宣透膜原法（一）

宣透膜原湿重热，芩草生姜夏藿叶。
白厚腻浊右脉缓，胸胁胀满呕寒热。
头重身痛手足沉，槟朴草果寒甚者。

雷氏宣透膜原法（二）

雷氏宣透膜原法，寒甚热微往来发。
胸闷沉重呕胀满，槟朴果草芩藿夏。
一身尽重手足沉，呕逆胀满脉缓钝。

雷氏芳香化浊方

芳香化浊藿佩兰，厚朴腹皮荷叶鲜。
二陈脘腹痞胀呕，小便浑浊大溏黏。

达原饮

达原拔邪槟朴果，脘痞腹胀身痛多。

芩芍知草昼夜热，腻苔黄白积粉落。

深红绛紫垢腻苔，不浮不沉右弦数。

柴胡达原槟朴果，六一苍夏菖蒲藿。

雷氏清宣金脏方

雷氏清宣金脏法，咳逆胸闷身热发。

贝兜桔杏蒡蒌桑，杷叶右降双寸大。

雷氏清离定巽汤

清离定巽热生风，昏厥抽搐喘咳洪。

地瓜玄参菊钩藤，连翘竹叶桑叶冬。

　　注：诸风掉眩，皆属于肝，即抽搐动风为肝病，左右寸关尺都可以影响左关肝风。①肝经本经邪热扰动而引动肝风，见身热肢厥、手足抽搐，甚至角弓反张，口噤神迷，舌红苔黄干，脉弦数，用羚角钩藤汤；②左寸洪数，营血分热引动肝风，或邪陷心包引动肝风，用清营汤＋羚角钩藤汤，或羚角钩藤汤＋清宫汤等；③右寸滑数，"金囚木旺"而肺热炽盛，肺金受刑不克木，木无所畏，风从内生而引动肝风，见发热咳喘、汗出、口渴，痉厥，苔黄，当宣肺清热息风，用雷氏清离定巽汤；④右关洪大，阳明热甚而土反侮木，引动肝风，当

辛凉清气，息风止痉，白虎汤加羚角钩藤汤；⑤左尺细数，乃真阴亏损，肝木失养，虚风内动而手足蠕动，瘛疭，肢厥神倦，舌干绛而萎，大定风珠或三甲腹脉汤。"五脏六腑皆令人抽搐动风，非独肝也"。

温胆汤

温胆二两枳夏茹，三两陈皮五姜助。
半两茯苓一两草，惊悸烦眠呕眩苦。
左关弦滑苔白腻，胆有痰热不眠怒。
腻苔温胆用三竹，竹茹竹沥并天竺。
板结龙牡海蛤壳，消瘰长卿藻昆布。

安魂汤

安魂龙牡痰夏苓，入睡不难梦惊醒。
龙眼酸枣心气虚，赭石潜阳再安稳。

藿朴夏苓汤

藿朴夏苓猪三仁，通泽一钱三豉并。
头痛身重肢酸冷，胸闷口腻寒热轻。
邪气初犯寒湿重，白腻右关滑略紧。

蒿芩清胆汤

蒿芩清胆渴烦苦，左弦右滑胆胃故。
胆寒不眠热多寐，胸痞作呕寒热除。

白果温胆汤

白果温胆姜旋复，感冒久咳射杷苏。

左关弦滑有力烦，右寸浮大鱼际入。

注：各方舌脉比较如下。藿朴夏苓汤，头痛身重肢酸冷，寒湿重少有热，苔白腻，右关滑略紧弦；温胆汤，惊悸烦眠热呕苦，左关弦滑苔白腻；达原饮，苔腻黄白舌绛紫，不浮不沉脉弦数；蒿芩清胆汤，寒热烦渴尿赤苦，左弦右滑黄腻；宣透膜原法，右侧脉缓苔白厚腻浊。

中焦宣痹汤

中焦宣痹湿热郁，赤豆杏栀寒热剧。

薏晚连翘防滑夏，骨节烦痛苔灰腻。

王氏连朴饮

王氏连朴苔白黄，脘痞呕恶大便溏。

夏蒲连一厚朴二，二十芦根三栀香。

清瘟败毒饮

清瘟败毒白虎汤，犀角地黄竹叶尝。

黄连玄参桔梗草，气血同清高热伤。

五叶芦根汤

五叶芦根冬瓜仁，藿香薄枇荷佩等。
知饥不食脘腹闷，宣上畅中渗下轻。

新加香薷饮

新加香薷朴银翘，扁豆鲜花一起熬。
恶寒发热头身痛，心烦口渴暑湿消。

陶氏柴葛解肌汤

陶氏柴葛解肌汤，邪在三阳热势张。
羌芷辛芍桔枣草，羌膏解表清热良。
柴芍宣收芎头痛，无汗头痛羌膏强。

甘露饮

甘露二冬二地芩，斛枳枇杷草茵陈。
阴虚湿热龈烂肿，目赤羞明红眼睛。
胃脘灼热不食饮，黄疸便溏尿黄频。

清燥救肺汤

清燥救肺桑膏杷，麦胶参草杏胡麻。
秋燥咽干口鼻干，胸满气急痿秘法。

桑杏汤

桑杏汤中浙贝宜，沙参栀豉与梨皮。
温燥伤肺右脉大，微血痰黏干咽鼻。

防风通圣散

防风通圣益元吃，吃多拉少肥胖施。
头咽热痛二便秘，泻热通腑还解湿。

黄连黄芩汤

鞠通黄连黄芩汤，郁金香豉郁少阳。
干呕口苦渴冷饮，半表半里内热伤。

化斑汤

化斑白虎犀元参，发热烦躁赤斑疹。
银花丹皮大青地，口渴脉数重神昏。
血热昏狂绛无苔，黄燥瘀斑抚之平。

清营汤

清营汤治热传营，犀地丹麦凉养阴。
透热转气银翘竹，身热夜甚烦不宁。

冬地三黄汤

冬地三黄八四一，四钱玄芦银草齐。

热盛阴伤小便难，火腑通行肺宣气。
高热烦渴饮无汗，尿涩便秘黄燥细。

小陷胸加枳实汤

小陷胸加枳实汤，面赤身热苔滑黄。
胸下按痛得水呕，饮不解渴欲饮凉。
姜三夏五连枳二，二便闭塞意凉降。

注：与五苓散左尺浮数、猪苓汤右尺细数相鉴别，此方右关浮滑而数。

沙参麦冬汤

沙参麦冬六二草，玉四扁桑粉三妙。
鼻咽唇干热干咳，燥伤肺胃苔光少。

导赤清心汤

导赤清心营热甚，小便短赤热痛生。
益元丹皮麦莲芯，童便透热神志清。

凉膈散

凉膈栀芩薄竹翘，便秘口渴硝黄草。
双寸浮数右尺滑，胸膈烦热如火烧。

清宫汤（一）

清宫昏谵一莲芯，牛角翘四竹叶心。

递传心包玄麦六，痰热竹梨荷菖银。

清宫汤（二）

清宫玄莲竹叶心，连翘牛尖麦冬并。
汗出过多神昏谵，诸心入心烦热清。

陷胸承气汤

陷胸承气黄五钱，枳朴连二夏蒌三。
大热燥渴痰黄黏，肠燥便秘肺肠难。

新加黄龙汤

新加黄龙草硝黄，参归麦地玄海姜。
身热便秘腹满痛，燥裂倦怠颤摸床。
姜汁醒胃降腑气，热结阴伤尽力量。

宣白承气汤

宣白承气杏膏黄，痰热喘促瓜蒌降。
身热便秘腹满痛，右寸实大滑腻黄。

导赤承气汤

导赤承气左尺坚，硝黄地芍柏黄连。
烦渴尿赤右关滑，二肠同治便秘痓。

银翘汤

下后脉浮银翘汤，邪气还表阴液伤。
冬地甘草为增液，银翘竹叶透表良。

加减生脉散

加减生脉暑伤阴，舌赤口渴多汗症。
麦地沙三丹皮二，一钱五味收浮营。

清燥汤

清燥玄草知麦地，不浮而数便干秘。
下后无汗唇口干，胶痰牡桑蒡沙梨。

清瘟败毒饮

清瘟败毒高热烦，黄连白虎犀地寒。
大渴神昏头如劈，发斑舌绛数大狂。

注：此方为白虎汤、犀角地黄汤和黄连解毒汤合方。

桃仁承气汤

鞠通桃仁也硝黄，无桂无草丹芍当。
下焦蓄血少腹坚，归芍桃丹二硝黄。
少腹坚满小便利，便秘夜热又昼凉。
大便秘结血分结，沉实有力阴分藏。

胃脘灼热下焦血，其人如狂加抵挡。

护胃承气汤

护胃承气热复聚，大黄玄麦三生地。
口燥咽干二知丹，干黑金黄沉有力。
脉静身凉舌津回，脉沉而弱增液虚。
苔未尽退口微渴，身面微热增液归。

清营汤

清营汤治热传营，身热夜甚眠不宁。
银元麦三丹翘二，角十地五一连心。
烦渴舌赤干绛谵，目开或闭入厥阴。

温病救逆汤

救逆误汗津被劫，或在少阴或在厥。
舌强神昏汗不止，复脉去麻龙牡协。
心中震震无所主，虚大欲散欲脱也。

加减复脉汤

加减复脉肝肾伤，六钱芍草干地黄。
五钱麦冬胶仁三，舌绛少苔秘不畅。
阴竭阳亢真阴耗，加芍去枣参桂姜。
身热面赤口舌干，沉实有力可通肠。
手足心热甚于背，六脉虚大倦怠样。

耳聋齿黑口舌燥，此不口苦非少阳。
已下脉燥热不退，已汗无汗复脉尝。
肌肤甲错热久羁，欲作战汗阳气虚。
增液汤先补阴液，复脉热饮人参起。

一甲复脉汤

一甲牡蛎生二两，下后脉数但便溏。
下之太过或阳虚，止利一甲复脉汤。

二甲复脉汤

二甲复脉鳖甲牡，舌干齿黑指觉蠕。
热入下焦脉沉数，不烦不躁痉厥除。

三甲复脉汤

三甲复脉热阴伤，抽搐蠕动心悸慌。
舌干唇裂沉细数，甲心面肌皮肤痒。
龟鳖麦牡十八五，热入下焦律失常。
芍草地六麻胶半，形消神倦无苔绛。
心中憺憺甚者痛，水不济火真阴伤。

注：温病深入下焦，劫伤阴液，不论是否有余热，只要有大便稀溏，都需要使用一甲复脉汤以救阴、防止世阴。一甲复脉汤止利；二甲防治痉厥加重；三甲乃肾水亏，先水不养肝而后发痉，再水不济火而心中大动。

小定风珠

小定风珠厥且哕，龟板淡菜先煮液。
肝肾阴伤虚火冲，胶盐蛋黄调趁热。

大定风珠

大定风珠鸡子黄，胶草芍麻麦地黄。
四钱三甲五味子，神倦抽搐苔少绛。
上盛下虚干咳喘，夜热昼凉复脉协。

连梅汤（一）

连梅胶麦二三地，厥阴失养肢麻痹。
神昏烦渴心火亢，红绛黄干尿黄漓。
泻南补北第二法，酸泻酸敛脉数细。

注：连梅胶麦二三地，指黄连、乌梅二、三钱，阿胶、麦冬二、三钱，生地三钱。主治暑邪深入少阴，火灼阴伤，消渴引饮；暑邪深入厥阴，筋脉，手足麻痹者。

连梅汤（二）

连梅麦地胶，心肾阴液耗。
神昏烦渴肢麻痹，红绛黄干尿黄少。

青蒿鳖甲汤

青蒿鳖甲知地丹，热来自阴退无汗。
三丹四地知青二，夜热早凉甲五钱。
邪热深伏在厥阴，辛凉甘寒瘦神倦。

温病青蒿鳖甲汤

温病青蒿鳖甲汤，邪伏厥阴出少阳。
暮热早凉左脉弦，汗出热退渴饮汤。
寒热往来热重湿，辛苦咸寒花粉桑。

注：两青蒿鳖甲汤，都是邪热深伏厥阴，前者伤下焦之阴，热退无汗，加生地以养阴清热资汗源；后者为疟疾，属厥阴少阳合病，湿热伤阴，汗出热退，用桑叶、花粉兼顾少阳气分。

犀角地黄汤

犀角地黄三一干，阳明蓄血丹芍三。
口干漱水不欲咽，大便黑易身热烦。
舌绛苔润右脉数，凉血散血轻症安。

竹叶玉女煎

竹叶玉女用三钱，温病热入血室烦。
二钱牛知四麦地，六膏气营两清难。
耳聋干呕渴发痉，高热红绛黄燥干。

护阳和阴汤

护阳和阴二参甘，麦二地三芍五钱。
低热口渴细数软，余邪不解倦气短。
热入血室邪去半，复脉之阴新方案。
邪去八九虚为多，暮微寒热右虚数。
营卫不和气血虚，加减复脉参三瘥。
此非邪热不清解，气虚为主阴阳和。

加减桃仁承气汤

加减桃仁承气汤，二泽四丹三桃黄。
六钱生地清瘀热，右长左沉苔燥黄。
经水适来受温邪，舌痿饮冷心烦热。
时清时昏神志恍，神清渴减下黑血。
热入血室乃真热，丹皮泽兰散瘀热。

减味竹叶石膏汤

减味竹叶石膏汤，脉浮而促津气伤。
五八麦六三钱草，去参夏米清热凉。

▶（二）上焦篇·温病后遗症方

温病桃花汤

温病桃花药伤阳，热撤里虚稀水淌。
腹痛绵绵喜温按，下利脓血无臭凉。
五姜十脂二合米，短气倦怠参固藏。
脉反不数却濡小，关门不固下焦伤。

注：温病学的桃花汤与《伤寒论》中伤寒后期伤阳而治脾肾阳虚基本一致；温病为药物苦寒而耗伤阳气，导致下焦虚寒而下利稀水，或小便清冷，下利脓血而不臭，腹痛绵绵而冷，喜温按。

桃花粥

桃花粥米六赤脂，三两参草先煎之。
完谷不化数十利，舌绛少苔虚数迟。
阴虚内热虚寒利，甘温兼涩阴阳治。
身虽低热脉不数，过用寒凉干姜使。

注：温病后期，热邪伤阴而见舌绛少苔，虚热低热不退，脉虚数；药物苦寒伤阳而致舌淡、怕冷、泻利不上，形成阴阳两虚之证。

三才汤

三才阴液元气伤，二冬三参五地黄。
夜寐不安食不甘，唇干口燥萎靡样。
舌红少苔脉细弱，填补少阴真阴阳。

半夏汤

半夏汤治稀痰清，脾阳素虚感温病。
嗽痰不咳夜不寐，二两秫米一夏成。
痰阻右关过寒凉，阳不入阴乃痰饮。

注：右脉阳不入阴，是因中焦虚寒而生痰饮，阻碍
阳气由寸阳入尺阴的道路而不寐。痰饮在胃不在肺，故
嗽而不咳。

半夏桂枝汤

半夏桂枝六四两，一两枣米三生姜。
饮退得寐六芍药，苔白水滑不食粮。
虽名桂枝建中法，调和营卫温中阳。

引：接半夏汤条文，半夏汤治疗后饮退则寐，但舌
滑，食不进者，是因为胃腑虽和，饮邪已去，但营卫不
和，中阳未复，水液不运不化，以半夏化水液，桂枝汤
调和营卫；但芍药用量大，取的小建中法以恢复中焦阳
气，"调和营卫，和其中阳，自能食也"。如果温病饮

去，热退，但脉迟，身凉入水，冷汗自出，以桂枝汤调和营卫。重者，可以桂枝加附子汤。若面色萎黄，舌淡，不欲饮水，脉迟而略弦，纳差者，用小建中汤。若温病后一月至一年后，常常颜面微热，脉数，晚上热，常常欲饮食而不能食，舌红少苔瘦小者，可五汁饮；肌肤干燥，小便疼痛，或偶尔一点点咳嗽，或纳差，舌红苔少，益胃汤。

▶（三）上焦篇·湿重于热方

王氏清暑益气汤

王氏清暑益气汤，口渴心烦热汗淌。
洋参麦斛荷瓜翠，连竹知草粳阴伤。
体倦神差尿短赤，舌红少苔虚数样。
东垣湿重王气阴，小儿暑热倦态方。

李氏清暑益气汤

清暑益气津血虚，参芪归草生脉齐。
阳明湿热烦黄燥，黄柏麦味苦干腻。
太阴湿重肠鸣胀，青陈二术泽溏稀。
气短乏力葛升麻，四肢酸软洪缓虚。
寒热身重或疼痛，手足微冷尿寒意。

注：李东垣清暑益气汤治疗湿重于热而脾阳虚胃湿

热；王孟英清暑益气汤重在气阴两伤，重在清暑益气，养阴生津。

新加香薷饮

新加香薷朴银翘，右脉洪大左反小。
寒热无汗身重痛，面赤口渴暑湿表。
外寒内热空调病，苔薄黄腻痞满消。

注：此方之证像白虎，右脉洪大，但汗不能自出而为表实；与当归补血汤比较，右关洪大而虚。

三仁汤

三仁五杏六薏滑，二蔻竹通朴五夏。
头痛无汗身重痛，胸闷不饥苔腻滑。
午后身热面色淡，纳呆便溏右关滑。

小半夏加茯苓汤加厚朴、杏仁方

小半夏八六钱苓，五钱生姜三朴杏。
咳嗽重浊痰多呕，心下痞满悸眩晕。

上焦宣痹汤

上焦宣痹三豉郁，二钱射通四杷逆。
湿热阻肺清嗓子，右寸沉弦略数腻。
上焦宣痹湿热郁，射杷通豉郁金须。

苇茎汤加杏仁、滑石汤

苇茎薏五三滑杏,二钱桃仁冬瓜仁。

咳嗽喘急吐浓痰,黄腻苔滑发热凭。

注:此方治疗太阴湿温,咳嗽喘急吐浓痰,舌淡苔黄腻而滑,发热,湿温病在上焦手太阴。对应的阴证为小半夏加厚朴杏仁汤。

▶(四) 上焦篇·热重于湿方

白虎加苍术汤

白虎大汗苍术三,全身困重喘鼻煽。

脘痞恶心厌油腻,大渴黄燥高热烦。

杏仁汤

杏仁汤三滑石芩,舌白渴饮咳嗽频。

桑芩翘三梨蔻二,寒热往来背先冷。

桂枝姜附汤

桂枝姜附六三三,寒湿伤阳术三钱。

全身拘急重痛冷,舌淡脉缓身形寒。

▶（五）中焦篇·湿重于热方

新制橘皮竹茹汤

新制橘皮竹茹三，柿蒂生姜哕逆难。
痰火沥蒌瘀桃仁，纳呆食少痞胸脘。

五加减正气散

藿朴陈苓五正气，升降湿热寒湿机。
身热不扬脘腹胀，大便稀溏苔白腻。
一加杏曲麦腹茵，升降失司纳呆痞。
脘连腹胀便不爽，身热不扬苔白腻。
二加防己通豆苡，湿郁经络重痛皮。
湿盛舌白模糊象，脘闷便溏身痛去。
三加滑石杏藿叶，秽湿着里渐化热。
脘闷便溏舌尿黄，身热不扬略弦者。
四加草果楂神曲，右缓无力寒湿气。
白滑纳呆食不化，完谷不化胃阳虚。
五加腹皮苍谷芽，脘闷便泄难运化。
食少纳呆淡白腻，寒湿困脾无热发。

注：一加减正气散重在调升降失司引起的脘连腹胀，大便不爽；二加减正气散重在急宣经隧，治疗湿重于热，湿郁肌肉经络的身重疼痛；三加减正气散治疗湿

热久郁，入里化热而舌黄、小便黄，苔黄腻，用藿香梗加叶，主气机不宣；四加减正气散温运胃阳，主寒湿困脾胃、伤胃阳而纳呆、便溏而完谷不化，加草果。五加减正气散是寒湿困脾而不运化为主，加苍术。

▶（六）中焦篇·湿热并重方

人参泻心汤

人参泻心四芍姜，身热朦胧淡滑黄。
湿阻二枳三芩连，纳呆倦怠伤脾阳。

三香汤

三香桔梗三降香，不饥不食胸闷胀。
蒌皮枳壳二栀郁，鼻塞重听淡腻黄。
头重如裹昏眩晕，身热纳呆闷轻扬。

注：三香，指郁金、香豆豉、降香。

半夏泻心汤去干姜甘草加枳实杏仁

半夏泻心加枳杏，渴不欲饮痰浊凝。
不饥不食不大便，芩连二三夏一成。
心下痞满按之濡，纳呆呕恶黄腻生。
湿热夹痰阻中焦，大便黏稠数日行。

杏仁滑石汤

杏仁滑石通芩连，厚朴橘半郁金全。
胸闷心烦潮热汗，脘痞呕恶升降难。
湿热并重漫三焦，灰白下利渴尿短。

黄芩滑石汤

黄芩滑石湿热蒸，苓蔻腹皮通猪苓。
汗出热解又复热，身痛脉缓不多饮。
舌淡黄滑或不渴，便溏不爽尿不清。
脾湿胃热结中焦，胸脘痞胀难解分。

注：三方均治疗中焦湿热并重，半夏泻心汤去干姜甘草加枳实杏仁方，主湿热夹痰阻滞于胃脘，重在中焦，表现为心下痞满、按之不痛，大便黏稠而数日不下，不饥不食不大便，苔腻而滑。杏仁滑石汤，主湿热并重，但以脾胃为中心而弥漫上中下三焦，治疗以燥湿清热、分消走泄，杏仁、滑石、通草宣上、畅中、渗下。黄芩滑石汤治疗湿热胶结于中焦，脾湿胃热并重而难解难分。

薏苡竹叶散

薏苡竹叶滑石通，苓蔻连翘白痞重。
发热身痛汗不解，透表清里双解功。
胸闷脘痞淡漠样，呕恶便溏表里通。

▶（七）中焦篇·热重于湿方

三石汤

三石滑膏寒通草，银杏竹茹金汁妙。

胸闷脘痞呕恶吐，大便溏泄小便少。

身热面赤痰血聋，心烦眩晕黄滑红。

湿热弥漫阻三焦，滑石石膏寒水石。

热重夹湿阻中焦，白虎汤加苍术妙。

▶（八）中焦篇·湿热黄疸方

二金汤

二金鸡内海五钱，通二猪苓朴腹三。

肌肤肢体漫肿胀，湿热气蒸夏秋疸。

茵陈五苓散

茵陈五苓湿重热，二一剂量小便涩。

水肿腹胀呕泻渴，黄疸气分通治者。

栀子柏皮汤

栀子柏皮五草三，无汗尿涩腹不满。

无表无里肌腠黄，口不甚渴懊恼烦。

茵陈蒿汤

茵陈六钱栀黄三，腹满尿涩但头汗。
入里化热渴饮水，大便干结舌黄干。

杏仁石膏汤

杏仁石膏五八钱，栀柏枳实姜汁三。
恶心中痞五钱夏，尿赤便结脉沉按。
湿热弥漫三焦阻，气化清泻湿化难。

▶（九）中焦篇·湿热痹方

杏仁薏苡汤

杏仁薏苡六桂一，二朴三姜四蒺藜。
咳嗽头胀肢若废，舌白不饥苔白腻。
风暑寒湿夏己三，气不主宣伤肺脾。

宣痹汤

宣痹杏防滑五薏，连栀半蚕三赤皮。
寒战热炽骨节痛，面目萎黄舌灰腻。
湿聚热蒸络关节，刺痛姜黄海桐皮。

加减木防己汤

加减防己膏六钱，滑杏四钱薏桂三。

痹证祖方二通草，关节红肿热痛汗。

风胜引痛桑桂枝，湿胜肿痛滑草苍。

面赤流涎膏知重，寒胜剧痛桐姜黄。

无汗苍羌汗芪草，痰饮朴夏陈皮广。

引：温病痹证，上焦篇白虎加苍术汤，中焦篇杏仁薏苡汤为湿重于热，肺气不宣而咳嗽头胀，脾不主肌肉而肢体若废，活动受限，或伴疼痛。宣痹汤是湿聚热蒸，湿热邪气痹阻关节导致的湿热痹，寒战热炽、骨节烦痛的热，面目萎黄，舌灰腻的湿，痹阻关节的疼痛。加减木防己汤为治疗湿热痹祖方，临床可凭风寒暑湿加减。

▶（十）中焦篇·湿热疟疾方

小柴胡去半夏汤

寒热往来苔腻黄，寒重热轻在少阳。

渴者小柴去半夏，弦迟寒甚陈干姜。

厚朴草果汤

厚朴草果善温开，广皮果二朴杏三。

舌白脘闷渴饮热，四夏六苓四逆寒。

白虎加苍术汤
白虎苍术加草果，寒热心烦脘闷渴。
身重呕恶太阴湿，舌红黄腻脉濡数。

草果知母汤
草果知母素背寒，胸中痞结来日晏。
草梅苓粉一钱五，朴知二钱姜夏三。
寒热往来口苦烦，舌淡苔黄腻又干。

注：来日晏，是阳气不足，寒热往来发作的时间日渐推迟，时间逐渐延长，提示邪气逐渐深入，有入阴分的趋势。此方治疗寒热往来的疟疾，阳气本虚，脾寒胃热，微伤气阴。

黄连白芍汤
黄连白芍二连苓，夏三枳姜钱五分。
寒起四末口不渴，热聚心胸烦呕频。

加减人参泻心汤
加减人参泻心汤，二连牡蛎枳实姜。
不饥不饱不食饮，渴不欲饮便不畅。
呕吐哕逆味酸浊，胃阳亏虚胃阴伤。
气逆胃酸不食阳，存阴泻热胃气降。

麦冬麻仁汤

麦冬麻仁五四芍，乌梅知二首三招。
不饥不饱不大便，得食热甚午后烧。
疟伤胃阴津不复，首乌生用润肠好。

露姜饮

露姜饮用一姜参，腹部微满四末冷。
脉濡寒热疟日迟，煎汤露宿重汤温。
寒战呕吐脉弦缓，肠鸣溏泄太阴寒。
加味露姜二姜夏，青陈草果荷一伴。

▶（十一）中焦篇·湿热痢疾方

四苓合芩芍汤

四苓芩芍二朴苍，自利不爽一木香。
腹中拘急小便少，分利二陈大便溏。

人参败毒散

人参败毒羌独芎，草苓柴前桔枳痛。
恶寒发热里急重，逆流挽舟表里共。
热毒冲胃呕不食，噤口痢米仓廪用。

滑石藿香汤

滑石藿香三苓皮，利下红白尿不利。
陈通蔻一猪朴二，渴不多饮灰垢腻。
寒热腹痛急后重，猪苓滑通正气意。

五苓散加寒水石方

五苓散加寒水石，脘腹胀满脱肛赐。
里急后重黏稠冻，便溏不爽夹食滞。
湿重热轻下迫肠，急开支河利水湿。

加减附子理中汤

加减附子理中汤，自利腹满尿清长。
姜附朴二苓术三，脉濡弱小太阴伤。
夏日饮冷湿加归，冷果草果和丁香。

加减芩芍汤

加减芩芍二三钱，广皮朴二一香连。
痢疾初期腹胀痛，发热里急赤白黏。
湿热并重阻中焦，黄腻濡数难分解。

加味白头翁汤

加味白头翁三苓，二连柏芍秦皮等。
热利下重腹满痛，右大左小伤厥阴。

白头翁加黄芩汤，脓血赤白渴欲饮。

加减泻心汤

加减泻心芩连姜，银花楂炭芍木香。
左脉细数右脉弦，腹痛里急便不爽。
身热干呕食不下，利下赤白苔腻黄。

加减小柴胡汤

加减小柴六二参，三归谷楂四芍苓。
二两丹皮脾虚利，腹胀面肿肛坠痛。
中虚邪伏寒热重，逆流挽舟在太阴。

引注：湿热下利，以《伤寒论》黄芩汤为祖方，治疗少阳下利、口苦，大便溏泄、黏稠不爽。湿热盛则去掉大枣、甘草。加减芩芍汤治疗痢疾初期，发热，里急后重而下利赤白，伴有腹胀腹痛，黄芩汤加香连丸、陈皮、厚朴，可以认为是少阳太阴合病，湿热并重阻中焦；四苓合芩芍汤为黄芩汤加四苓散，湿热盛而改白术为苍术，主治腹中拘急疼痛，大便泻利不爽又小便短少不畅，可以归为少阳太阳合病，利小便以实大便。加减泻心汤以泻心汤加黄芩汤，下利不爽，腹痛，干呕，右脉弦乃湿热郁，左脉细数乃阴伤，也可认为是少阳阳明合病。加味白头翁汤是黄芩汤加白头翁汤热利下重，伴脓血便，腹痛发热，脉左小右大，可以认为是少阳厥阴合病或少阳阳明病变，入血分。加减小柴胡汤，寒热往来基础上，太阴脾虚重，腹胀面肿，下利而肛门坠胀，可以归为太阴少阳合病，领太阴之邪从少阳外出，也是逆流挽舟之法。

温病桃花汤

人参石脂各三钱，阳明不阖久利难。
一合粳米二炮姜，堵截阳明脾胃寒。

温病附子粳米汤

温病附子粳米汤，三参二草附干姜。
自利不渴哕气逆，粳米土败急救阳。
自利腹满尿清长，脉濡而小当温脏。
姜附朴二苓术三，加减附子理中汤。

加减补中益气汤

加减补中三升麻，二十归芪人参加。
气陷久利十陈草，三十炒芍脱肛乏。
去柴白术五防风，升举无力治泻法。

引注：久利伤阳，人参赤石脂汤主胃阳亏虚而阳明不阖，温中涩肠止泻"堵截阳明"以治"胃气下溜"；温病附子粳米汤主脾胃阳虚不固，下利同时哕而气逆上冲，急救土败，温阳为主而"守补"；加减附子理中汤温补脾阳同时用茯苓、厚朴通利除湿而"通补"；加减补中益气汤治疗气虚升举无力，泻利脱肛，少气懒言而

"升补"。

▶（十二）下焦篇·湿重于热方

茯苓皮汤

茯苓皮汤薏五钱，大腹竹通猪苓三。
热蒸头胀身痛呕，渴不多饮小便难。
神识昏迷苏合香，湿阻尿闭神昏安。

香附旋覆花汤

香附旋覆苏苓三，夏薏五钱陈二烦。
胁痛或咳寒热疟，苔腻弦滑潮热寒。
饮阻胁下白芥子，此非小柴弦细淡。

宣清导浊汤（一）

宣清导浊皂子良，二苓寒水蚕矢香。
湿漫三焦机窍阻，二便闭塞神昏常。

宣清导浊汤（二）

宣清导浊皂子三，二苓五钱六石寒。
四钱蚕沙化清气，少腹硬满大便难。
浊邪害清垢腻黏，晕胀如裹神识乱。
身热不扬脘痞呕，升清降浊皂子蚕。

温病术附汤

术附五三陈朴姜，二参湿浊下注肛。

肛门坠痛不喜食，阳虚腐白寒湿伤。

▶（十三）下焦篇·中焦湿热并重方

椒梅汤

椒梅芍三半量枳，参姜芩连夏二湿。

舌灰消渴心下板，寒热呕吐音哑嘶。

上热口渴下寒利，寒热错杂下利赤。

注：这是乌梅丸的变法，去掉附子、细辛、当归、黄柏、桂枝、苦酒、米、蜜等辛温苦寒药，加黄芩、白芍、枳实、半夏，含黄芩汤治下利，合半夏、枳实化湿，和黄连以清热化湿。这样，全方仍治上热下寒的湿热阻滞于上，见口渴呕吐；阳虚寒湿阻滞于下而见下利、怕冷。

温病温脾汤

温病温脾太阴疟，腹胀不渴呕水邪。

桂朴漆三姜芩五，二钱草果水滑也。

芩桂姜朴漆草果，沉弦而迟清水多。

扶阳汤

扶阳形寒嗜卧淡，茸五桂附蜀漆三。
发热不渴脉微弱，参归二钱往来寒。
蜀漆参归鹿桂附，少阴三疟虚寒反。

减味乌梅丸

减味乌梅苓姜夏，桂芍左金花椒加。
劳则发热气逆呕，脾胃阳虚肝阴差。
胸胁脘腹痞满胀，厥阴三疟刚柔法。

引：太阴三疟、少阴三疟、厥阴三疟，都是寒热往来三日一发，或更久。

加味异功散

加味异功当桂一，二钱枣草广陈皮。
参苓术姜用三钱，痛胀两胁气血虚。
络虚而痛阳虚胀，邪留正伤劳成痎。

▶（十四）下焦篇·湿热痢疾方

茵陈白芷汤

茵陈白芷酒客痢，黄柏藿香秦苓皮。
里急后重痛赤白，能吃能饮肥甘腻。

内外合邪湿下注，湿热胶结成久利。

断下渗湿汤

断下渗湿肛气坠，猪榆银三赤苓倍。
椿柏术二楂肉六，矢气太响痈瘀配。
不急不痛不后重，气分湿热血分溃。

脾肾双补汤

双补参山莲芡苓，骨肉萸味巴菟盆。
食滑便溏脾肾虚，绝经前后手足冷。

二神丸/三神丸

二神泄泻脾肾虚，姜枣补二肉蔻一。
全不进食腰酸痛，饭后作泻胃冷脾。
凌晨泻利食不化，久泻不止火土剂。
三神丸治痢伤肾，饭后腹胀脾阳损。
下焦不固肠滑泻，骨肉五味火土盛。

五味子散

五味子四吴萸一，五更清晨痛后利。
饮食不进不时便，大便不实米汤剂。
肾虚木旺则腹痛，寅卯属木平肝气。
五味敛肺收肾气，温中平肝吴茱萸。

四神丸

四神骨肉萸枣味，肠鸣腹胀脾肾亏。

食少不化五更泻，面黄肢冷久泻类。

注：以上几个方都治疗五更泻，二神丸主脾肾阳虚，火不暖土，见进食少，或不进食，伴见腰酸痛、冷痛的肾阳虚症状，胃冷痛、手脚凉的脾阳虚症状，五更泻一次，重在"全不进食"。五味子散主凌晨五更泻，或子时后腹泻，伴进食少，或时不时大便，重在"痛后五更泻"。三神丸主脾肾阳虚，有进食后腹胀、泻利、完谷不化等火不暖土的表现，重在"下焦不固，肠腻滑下，纳谷不运"，脾不运化肾不固藏。四神丸具有前面三方的特点，主五更泻同时纳差、不运化、腰痛手脚冷等，脾不运肾不藏，同时虚寒明显。

鹿附汤

鹿附草果菰茯苓，湿久不治尿少淋。

舌白身痛足跗肿，一钱草果化太阴。

升阳止痛三菰附，温阳淡渗五鹿苓。

参茸汤（一）

参茸痢久阴阳伤，杜菰茴香附子当。

少腹肛坠腰胯痛，不痛去附补骨上。

参茸汤（二）

参茸附补肾阳明，茴归补冲杜菟肾。

阴阳两伤腹肛坠，腰胯脊髀酸痛证。

参芍汤

参芍苓附味炙草，时利时停阴阳少。

少腹气结有似瘕，不见腹痛纯虚了。

地黄余粮汤

地黄余粮五味熟，久利阴伤气陷入。

肛坠尻酸肾阴伤，舌红少苔细数故。

注：地黄余粮汤用熟地黄、禹余粮和五味子，治疗久利阴伤气陷，用甘平而涩的禹余粮，"涩少阴阴分"；桃花汤乃肾阳虚而下利无度，阳气欲脱，用甘温的赤石脂涩肠并配炮姜，"涩阳明阳分"以堵截阳明。

理阴煎

理阴阳虚痰饮停，痞满吐泻腹冷痛。

熟地归十姜桂一，血寒经迟瘀块硬。

左尺细数右尺紧，寸弱下陷补中并。

加减理阴煎

加减理阴芍地味，姜附茯苓脾肾胃。

厌食欲呕尿不通，久利伤阳阴液回。

人参乌梅汤

人参乌梅莲草瓜，肺胃阴伤山药加。
口渴舌干微热咳，渴不甚者益胃法。

《温病》肉苁蓉汤

肉苁蓉一白芍三，二归参附干姜炭。
呕恶不饥不食利，胃关不开中虚寒。
神衰脉微尿不畅，肾关不开火土难。

注：《温病》肉苁蓉汤为湿热病下焦篇，噤口痢久利阴阳两伤。另有《四圣心源》卷六的肉苁蓉汤，治疗脾阳虚寒而大便干结难出。

《四圣心源》肉苁蓉汤

肉苁蓉汤羊粪干，二草桂麻苓夏三。
粪如羊矢结难下，阳衰土湿肝肠安。

藿朴夏苓汤

藿朴夏苓热不扬，恶寒少尿困重样。
头重如裹午后热，舌苔白腻寒湿强。

王氏连朴饮

王氏连朴苔白黄，脘痞呕恶大便溏。

夏蒲连一厚朴二，二十芦根栀豉香。
尿赤苔黄脉数滑，发热渴烦黏汗淌。
湿遏热伏白板腻，肢倦身重胸脘痞。
身热不渴汗尿少，滑数白苔紫绛底。
牛角茵柏茯苓皮，小陷猪滑薏仁米。

清营汤去黄连汤

清营营热阴液伤，寸脉浮大舌干绛。
犀角丹元连麦地，银翘竹叶不渴良。
清宫昏谵莲子芯，去银连地与丹参。

加减三甲散

加减三甲主客交，久病侵胃厥阴找。
鳖芪十五山甲三，十归土鳖僵蚕桃。
脉数身热肢时痛，胁下锥痛痞中焦。
乳腺增生或慢胰，久病刺痛脉瘀消。

引注：三甲指鳖甲、龟甲、穿山甲（用海蛤壳代）。湿热入厥阴，神昏不语；欠食不却，不渴不语；鳖甲入厥阴，柴胡引之，俾阴中之邪尽达毒表；土鳖虫入血，用桃仁引之，俾血分之邪尽泄于下；山甲入络，用僵蚕引之，俾络中之邪亦经风化而散。

四、常用汉方方歌

安中散

安中桂茴蛎良姜，砂草延胡刺痛凉。

脾胃虚寒气血滞，心下痞满反胃伤。

痿证方

痿证腰腿归地芍，芪仲知母三妙和。

血虚湿热下注腿，大病产后始软弱。

归五地四柏仲一，三苍牛芍二知芪。

加味四物汤

加味四物生脉散，知柏连苍牛杜软。

血虚湿热上肢痿，手足麻痹难举翻。

大防风汤

大防风汤用十全，牛附羌杜下痹软。

血虚关节麻肿胀，下肢烦痛腰腿酸。

加味八疝汤

加味八疝牛八珍，柴桂羌防芄二陈。

姜枣手足麻木痛，中风痹痛面神经。

乌药顺气汤

乌药顺气麻芷橘，川芎姜草蚕枳桔。

怒后昏厥逆牙闭,腿弱麻木痹脚气。

胃风汤

胃风血虚下焦冷,归芎芍术参桂苓。
霜降即痛水谷并,木香砂炮下肢冷。

龟板四物汤

龟板四物石决齐,产后血虚腿麻痹。
两腿痿弱乏力倦,脊髓炎痨脊柱疽。

温清饮

温清四物三黄栀,脐腹刺痛漏不止。
瘙痒头昏寒热疮,肤干黄褐枯如纸。
血虚有热尺滑数,手足烦热疮豆汁。

黄连解毒汤

黄连解毒三焦热,柴芍翘栀苓连柏。
躁狂里热呕难眠,吐衄斑黄沉数者。

甲字汤/乙字汤

乙字痔疮痛裂伤,柴苓归草升大黄。
五三六三一等一,初期轻症会阴痒。
脱肛出血有痔核,不虚不实瘀血伤。
桂枝茯苓皮桃芍,甲字姜草肠痛和。

注：桂枝茯苓丸加甘草、干生姜而治肠痈。

止痛如神汤

止痛如神痔疮痛，秦艽桃皂苍防风。
归柏槟榔泽大黄，肿胀瘙痒初期用。

清脏汤

清脏四物芩连柏，地榆槐花胶侧柏。
肛门灼热痔出血，肠风下血共便排。

腾龙汤

腾龙腹盆红肿痛，肛周急迫男女同。
四桃丹瓜苍八薏，三妙大黄牡丹共。

四妙勇安汤

四妙勇安痛疽生，银花玄参归草成。
四三二一量渐少，四妙散解热毒症。

瓜蒌枳实汤

瓜蒌枳实燥顽痰，栀芩归草沥胃肝。
陈贝桔枳砂木香，喘急苦闷午前翻。
老年烟枪咳不止，胸痛滑数黄痰黏。

枳缩二陈汤

枳缩二陈朴香附，茴木香蔻姜延胡。
胸胃痰涎走腰背，心痛呕吐连腰腹。

延年半夏汤

延年半夏十一萸，二枳四参衰弱体。
姜槟鳖三桔前胡，打肩左胸胁胃去。

丹栀逍遥散

丹栀逍遥经不调，游走灼热后背烧。
血虚烦乱下湿热，颜面发红眼上吊。
湿疹角化地皮荆，虚证龙胆上下妙。

注：应用于龙胆泻肝汤之虚证、在下者。

芎归调血饮

芎归调血产后症，熟地干姜枣术苓。
乌附丹皮陈益母，昏花癔呆悸露晕。

九味槟榔汤

九味槟榔脚气肿，桂朴橘三苏半用。
草黄木香干姜一，短气心腹痞塞痛。
短气动悸气血凝，脉来强数有力洪。

鸡鸣散

鸡鸣酸软脚气方，苏叶吴萸桔梗姜。
瓜橘槟榔煎冷服，膝下麻痛冷肿胀。

顾步汤

顾步银菊草参芪，公英地丁斛归膝。
热毒伤阴黑肿胀，糖血管炎渴苔细。

柴胡清肝汤

柴胡清肝温清饮，薄草桔翘蒡花粉。
小儿腺病淋巴肿，颈耳前后口舌唇。

桂枝人参汤

桂枝人参表里虚，心下痞硬协热利。
头痛发热汗恶风，腹痛肢倦心下悸。

启脾丸

启脾虚弱水样利，莲草山药楂陈皮。
四君干姜泽泻枣，纳呆腹痛软无力。

五积散

五积麻芷姜桔枳，平胃二陈四物吃。
气血寒痰食胀呕，久坐小腹坠胀治。

上身面热贫血貌，腰腿小腹拘痛冷。
脾胃素冷食难进，经乱胁胀心腹痛。
胸膈停痰恶呕逆，外寒内冷心腹闷。
头目昏痛肩背拘，肢体怠惰寒热频。

注：上热下寒，血虚，月经量多不止，口腔溃疡。

香苏散

香苏陈草干生姜，寒热痞满风寒样。
肩酸头痛耳鸣晕，外寒内滞不思汤。
耳堵不清小柴俱，正气疼痛乌干姜。

注：正气，指正气天香汤，即香苏散加乌药、干姜，用于疼痛症状。可治疗感冒后中耳炎，耳如塞堵，听不清楚。

陶氏柴葛解肌汤

陶氏柴葛解肌汤，邪在三阳热势张。
姜芷芩芍桔枣草，羌膏解表清热凉。
寒热不眠四肢痛，无汗口渴洪烦强。

滋阴降火汤

滋阴降火肝肾虚，二冬术陈胸热起。
知柏归草芍地黄，肤黑便硬干燥秘。
结核阴虚久高热，小便微涩低热机。

紫根牡蛎汤

紫根牡蛎忍大黄，疲劳血虚久顽疮。

归芎芍草升麻芪，皮肤淋巴恶肿疡。

四逆散－抑肝散－泻心汤－良枳汤

四逆散演抑肝散，对比分析逍遥散。

呕利半夏泻心汤，胃里胃外分热寒。

鸣利生姜泻心汤，胃里胃外燥湿探。

左痛吴萸右良姜，良枳汤治右腹痛。

抑肝散佐陈皮夏，呕噫肠鸣用坚中。

十全大补汤

十全大补气血衰，身冷腹软寒内外。

经少腹冷又推迟，无热不干不燥爱。

归芪建中类十全，血虚肤干虚劳伴。

十味败毒汤

十味败毒姜柴胡，荆防桔芎樱苓独。

小柴体质痈疥苦，恶寒发热疼痛初。

续用托里消毒饮，经久归芪十全补。

十六味流气饮

气血壅滞十六味，一两苓参桂当归。

芎芍防芷桔枳草，大腹乌木朴苏倍。
无头漫肿结节病，乳结柴翘青皮配。

蠲痹汤

蠲痹桑枝秦独羌，归芎海草乳木香。
游走荆防寒乌辛，湿盛重着术苡防。
热桂防己知石膏，痛在上肢威姜黄。
下肢牛膝川断续，湿热风寒轻重讲。

黄芪虫藤饮

黄芪虫藤麻木痛，地鳖全蝎僵蜈蚣。
鸡血海风忍络钩，久痛入络痰瘀肿。

上中下通用痛风汤

上中下通用痛风，苍柏南星胆草重。
桂枝防己威灵仙，桃红芎神羌芷用。

回春汤

回春二术二陈汤，香附星芩草威羌。
痰饮阻滞双臂痛，指迷痰多肢肿胀。

《万病回春》润肠汤

润肠津枯习惯秘，枳壳草朴桃杏齐。
黄芩大黄麻子仁，皮肤干枯粪块去。

小半夏汤

小半夏呕口不渴，水饮在胃饮不多。
小半夏加茯苓汤，呕吐不食痞硬慌。
口渴饮少频频呕，眩晕动悸小便长。

神秘汤

神秘麻杏陈朴草，胸满气促咳痰少。
朴苏升降柴表里，焦虑咳喘肺虚妙。

荆芥连翘汤

荆芥连翘面热疮，三黄四物薄枳防。
柴栀桔梗白芷草，青年腺病鼻炎胖。
血虚热毒卵巢衰，红火玫瑰油热疮。

注：含四物汤、黄连解毒汤、四逆散、荆芥桔梗汤的证候，与温清散比较，热毒在上部头面，见两耳肿痛、鼻炎流脓、鼻窦炎、颜面脓包或下部白带异常臭味，妇科炎症，月经异常，黏稠血块，尿路湿热；同时有四逆散之肚脐左侧疼痛不适、易怒等。

清上防风汤

清上防风芩连栀，荆薄翘壳桔防芷。
湿疹颜面眼充血，面疱生疮面红赤。

注：痤疮阳热轻症荆防败毒散，中症荆芥连翘汤，重症者清上防风汤。

清上蠲痛汤

清上蠲痛归芎姜，苍芷麦芩羌独防。

蔓荆菊花细辛草，一切头痛新久强。

选奇汤

选奇羌防酒芩草，眉棱骨痛眩胤妙。

芎香郁李辛羌防，头齿痛摇口生疮。

散偏汤

散偏重用十两芎，郁柴草一白芷同。

香附二两白芥三，五芍偏痛气血通。

清热补气汤

清热补气升四君，归芍玄参麦味并。

气血虚弱舌溃烂，无苔皲裂麻木生。

清热补血汤

清热补血四物玄，知柏麦味柴牡丹。

血虚体衰皮干燥，口舌溃破痛糜烂。

净腑汤

净腑纳差腹郁热，寒热往来痞胀胁。
柴苓胡连棱莪楂，心腹坚满黏硬结。
小儿脾疳淋巴结，不明高热粘连葱。

托里消毒饮

托里消毒归芎芍，微热四君芪皂角。
银花桔芷气血虚，倦态舌淡四逆妙。

千金内托散

千金内托脓血虚，参芪归芎防风桔。
桂枝厚朴白芷草，痈疽痘疹溃口肌。

注：按十味败毒散、托里消毒饮、千金内托散、归芪建中汤（脓少清稀）的先后顺序使用。

清肺汤

清肺久咳黏稠痰，咽痛声嘎胸热烦。
二冬味姜苓栀归，桑杏桔贝陈苓甘。
余热不尽痰难咯，火伤肺金喉疮烂。

疏筋活血汤

疏筋活血四物羌，苍膝灵仙桃二防。
遍身走痛如针刺，下肢龙芷陈草姜。

昼轻夜重左足甚，血虚湿热腰下凉。

清震汤

清震脑鸣雷头风，湿热酒毒痰上攻。
升麻苍术荷叶升，头面肿痛疙瘩红。
额前作痛痃满烦，等量葛草呕哕重。
眉棱眼眶见光痛，肝经血虚消遥用。
痛不可睁乃风热，正偏头痛清空芎。

清空汤

清空芎草柴苓连，羌防升之入顶巅。
为沫茶调如膏服，正偏头痛立时缓。

大芎黄汤

大芎黄汤头面疮，红草翘术忍荆防。
热毒郁上瘙痒痂，丘疹水疱里实黄。

钩藤散

钩藤二陈气上冲，肩酸背痛眩晕重。
参麦石膏菊防草，肝厥头眩高压痛。

女神散

女神更年上冲眩，头昏眼花虚实半。
参术三香榔桂草，归芎芩连血热烦。

丁香木香香附子，神经症状产后前。

百中汤

百中气郁生痰浊，肩背强直嘈杂多。
枳牡芥旋木香附，二陈痞痛短气瘛。
心胸刺痛闷胀憋，百般怪症肠鸣豁。

注：此方治疗痰气交阻于胸胁肩背而心胸胀满，肩背强直疼痛，位置低于半夏厚朴汤之咽喉。

益气聪明汤

益气聪明参芪草，升麻葛根蔓荆妙。
芍药黄柏平肝肾，耳聋目障自开窍。
饮食劳伤中气弱，肩背僵痛昏花疗。

清心莲子饮

清心莲子参芪苓，地骨车前麦草苓。
倦怠口疮苦烦热，虚火淋浊遇劳甚。

八味带下汤

八味带下归来芎，银花陈苓大黄通。
湿热蕴结臭烂痒，血虚淋浊带黄脓。
贫血腹紧大便难，橘皮木通大黄干。

注：脾虚肝郁白带，完带汤、加味逍遥散；黄带，

易黄汤、八味带下汤；赤带，大黄牡丹皮汤、清肝止淋汤、黄连阿胶汤；黑带，知柏地黄丸。

八味疝气方

八味疝气绕脐痛，桃桂牡丹延木通。
血气刺痛乌大黄，小腹瘀块脚阴肿。

《脾胃论》半夏白术天麻汤

半夏白术天麻汤，眩晕头痛呕背僵。
泽芪六君二姜柏，饭后困倦麦芽苍。
气虚痰饮足肢冷，纳差痞满清水淌。

　　注：本方主脾胃虚弱，水气内停而上扰的头痛眩晕，呕吐，合并肩背酸痛僵硬、足冷、脏器下垂者。

分消汤

分消痞满腹水肿，尿黄便秘脾虚重。
胃苓枳实姜香附，香砂灯芯大腹从。
鼓胀初期胀满甚，实脾枳壳阳虚用。

平胃散

平胃散平水湿毒，心下痞满肠鸣鼓。
苍厚陈甘枣干姜，纳呆楂曲麦芽助。
不换藿夏肠型感，连栀吞酸嘈苍术。
黄胖呕恶吃茶多，喘息眩晕手足惰。

变制心气饮

变制心气喘息状，鸠尾动悸痞硬胀。
苓夏草通吴萸桂，苏枳鳖甲桑皮榔。
心源哮喘胸内闷，呼吸困难动悸样。

木防己汤

木防己三十二膏，喘满痞坚面黑憔。
二桂四参脉沉紧，心衰浮肿窘少尿。
动辄心悸肺水肿，烦躁口渴胸水消。

薏仁汤

明医痹痛薏仁汤，苍麻桂芍草归姜。
血虚寒湿关节麻，手足肿胀难伸张。

《儒门事亲》薏苡仁汤

薏苡仁汤桔梗草，痰湿咳嗽糯米好。
类证薏苡祛湿方，四肢沉重酸痛胀。
腰膝冷痛阴雨甚，归芎二乌羌独防。
桂姜白术难屈伸，着痹僵硬变形凉。

当归拈痛汤

当归拈痛羌防升，猪泽茵陈芩葛人。
二术苦参知母草，湿热关节独痛凭。

注：寒痛，薏苡仁汤，是麻杏薏甘汤和麻黄加术汤
的合方，在桂枝芍药知母汤之后；湿热为主的热痛，当
归拈痛汤。风湿热在表，麻黄加术汤；湿热在关节，麻
杏薏甘汤；寒湿流注关节，薏苡仁汤；久者伤阳，桂枝
附子汤，白术附子汤，甘草附子汤。

抑肝散

抑肝散用当归芎，柴苓术草钩藤用。
血虚寒热咬牙呕，脐左拘急左胁痛。
左腹悸动陈皮夏，虚儿磨牙夜哭哄。
更年斜颈脑后遗，癫痫不眠海默通。

良枳汤

良枳胃脘痉挛痛，肿块堵塞右上攻。
苓桂枣甘呕半夏，心下脐旁硬块松。
左痛吴萸右良姜，噫气不除用坚中。

坚中汤

坚中胃内停水吐，食后腹痛噫不除。
桂枝汤加苓夏姜，寒热呕逆舌淡故。

连珠饮及类方

连珠四物苓桂术，悸眩耳鸣头面浮。
心下逆满热自汗，水分血分女病除。

苓桂术甘四物汤，连珠血虚悸喘胀。

应钟苓桂芎大黄，高压上冲晕痛胀。

苓桂吴萸牡李根，定悸阵发心悸亢。

注：连珠饮，苓桂术甘汤加四物汤，治疗血虚之心动悸，呼吸困难，颜面浮肿；针砂汤，加砂仁、牡蛎、人参，主贫血或心脏瓣膜病引起的心悸，眩晕、呼吸困难；定悸饮，苓桂术甘汤加吴茱萸、牡蛎，李根皮，主水气从下腹上冲心，阵发性心动悸而呼吸欲绝，痛苦难忍；应钟散，苓桂术甘汤加川芎、大黄，治高血压水气冲头、肩背；明朗饮，苓桂术甘汤加车前子、细辛、黄连，主水气冲眼而致视力障碍、视网膜炎等。

益气养荣汤

益气养荣八珍芪，柴桔香附浙陈皮。

衰弱瘰疬结节肿，溃而不敛晡热去。

和气养荣汤

和气养荣托锐疽，久溃不收倦怠疲。

异功丹皮归熟地，疮疤苍白沉香芪。

注：重用黄芪。

补气养荣汤

补气养荣补后天，参芪归芎地姜炭。

陈草白术血块痛，产后喘促虚中满。

注：重用当归。

黄芪汤

黄芪结核腹硬满，消瘦腹泻纳呆汗。
黄芽四物二陈鳖，使君柴蛤喘嗽疳。

《外台》桔梗汤

桔梗久痈地归草，桑皮木香苡酱草。
苇茎汤后久流脓，慢性气血虚衰少。

九味半夏汤

九味半夏留饮胖，二陈升柴猪泽姜。
肩腰手足麻重痛，苔滑手足难自张。
水气留滞水肿胖，呼吸困难水气恙。

软坚化瘤汤

软坚化瘤消瘰枯，青皮香附棱莪布。
瓜蒌海藻黄药子，化铁枝莲蜈慈菇。

败毒流气饮

败毒流气血凝滞，羌独棱莪生姜芷。
四物苓夏木香草，柴陈苏桔香附枳。
胸腹腰背肢节肿，此起彼伏剧痛治。

葛根红花汤/葛根芎芩汤

葛根红花酒渣鼻，地芍连栀草黄剧。
葛根芎芩桔辛夷，鼻炎流脓嗅觉去。

加味八脉散

加味八脉鼻渊臭，二苓木泽地杏呕。
知柏薰栀湿热下，风寒在上无脓流。

千金瓜蒌汤

千金瓜蒌夏桂四，橘朴薤三姜一吃。
胸痛彻背桔枳二，背痛彻心气促滞。
千金瓜蒌枳朴桔，薤桂干姜夏橘皮。
冠心类似症厌酒，薤白白酒无效施。

橘皮汤

橘皮半夏桔桑皮，感后独咳微热起。
柴杏香附芩苏姜，无热无寒咽痛去。

葳蕤汤

葳蕤表寒阴虚热，麻杏石甘薇头热。
舒经芎独青木香，沉重痞闷嗜睡者。

桂枝姜苓汤及姜苓阿胶汤

桂枝姜苓经先期，首乌芍草牡丹皮。
姜苓阿胶经推迟，首乌丹丹桂草须。

录验续命汤

录验续命膏草麻，三两参桂姜当加。
四十苦仁两半芎，风痱不言不收法。
喘鸣脉脬头身痛，面红烦躁痛热化。

黄芪赤风汤

黄芪赤风虚腿瘫，黄芪六十赤风三。
诸病诸疮因虚弱，腿能自动气血还。

响声破笛丸

响声破笛桔翘草，砂仁芎诃薄仙药。
久唱演说声嘶哑，咽痛声嘎鸡子效。

薯蓣丸

薯蓣神疲乏力瘦，恶病痫呆血虚凑。
少阴虚弱易感冒，恶寒身重不自收。

行湿补气养血汤

行湿补气养血汤，八珍去地木通香。

陈朴金沙莱菔子，大腹苏叶肿臌胀。

注：用于气血虚弱而单见腹大如鼓，水肿的晚期。

七物降下汤

七物降下钩柏芪，四物高压倦易疲。
舒张压高尿蛋白，肾性高压眼血起。
上盛下虚腰酸软，八物降下杜仲具。

正心汤

正心归地参茯神，羚芷莲草远枣仁。
心虚痰热妄言笑，心风神呆语不停。

升阳散火汤

六书升阳散火汤，异功柴芩麦芍当。
叉手冒胸木乘金，脑病高热撮空凉。
气血虚弱邪内陷，昏沉谵语不自量。

神效汤

神效香砂吴萸七，茴玄益乌归栀一。
苍术香附一草三，腹满寒痛粘连宜。

清湿化痰汤

清湿化痰苍胆星，羌芷二陈姜芥芩。
遍身骨节走注痛，背心一点冷如冰。

四肢关节痹不仁，胸膈全身肌肉痛。

《千金》当归汤

千金当归蜀椒一，桂枝人参夏朴芪。
心下冷痛气满胀，其痛彻背表里虚。

壮原汤

壮原桂砂下寒凉，参苓术附陈干姜。
尿涩上气破故纸，两腿阴囊水肿胀。

肩背拘急方

肩背拘急疲劳伤，气郁肩酸痛紧张。
青莪香附苓乌药，他药无效芍草上。

利膈汤

利膈八夏三栀子，二两草姜一附子。
茯苓杏仁食道窄，癌症痞塞痰涎施。

《兰室秘藏》立效散

立效龙胆牙痛剧，防风升麻辛草齐。
头项背痛恶热饮，尿频尿热苔黄腻。

七成汤

七成汤治病后虚，脉迟而弱又沉细。

参附苓草味故纸，夜班黎明五更利。

内补丸

内补鹿茸紫菀草，桂附芪苓菟苁蓉。
沙刺二藜桑螵蛸，带下如水久久重。
腰痛如折尿频数，形冷姜乏阳虚用。

七气饮

七气饮治脐下痛，良附棱莪青橘芎。
桂枝温通下肢冷，舌黯腿黑诸积痛。

《保命集》八物汤

八物延楝木香榔，经行浮肿四物汤。
经前脐腹绞痛剧，痛经血淋各一两。

补阴汤

补阴知柏参芍地，牛杜破故归芎膝。
晨起腰痛肤干燥，起后不痛茴陈皮。

葛花解醒汤

葛花一香十砂蔻，二苓参陈三两凑。
青六姜术曲泽四，胸痞泻利烦眠呕。

五、常用李东垣方方歌

补气建中汤、补中治湿汤

补气健中虚水肿，平胃四君泽苓冬。
乏力臌胀腹水多，苦干下肢浮肿重。
加归升通去泽术，补中治湿肿胀用。

补中益气汤

补中益气参术草，黄芪陈当升柴妙。
姜枣倦怠身劳热，纳呆喜温动悸憷。
自汗言微白沫血，补剂之王虚热消。
久病脱垂赤石脂，麦味益气久咳妙。

清暑益气汤

清暑益气津血虚，参芪归草生脉齐。
阳明湿热烦黄燥，黄柏麦味苦干腻。
太阴湿重肠鸣胀，青陈二术泽溏稀。
气短乏力葛升麻，四肢酸软洪缓虚。

升阳益胃汤

升阳益胃二十芪，夏参草十连二须。
陈四羌独芍防五，柴苓术泽二钱余。
精气不足身怠惰，营气不足面色恶。
谷气下流便不和，气虚发热腰腹火。

升阳散火汤

升阳散火炙柴三，四肢火燎上喉咽。
陈四羌防芍人五，防风生草用二钱。

注：升阳散火汤，舌淡唇淡，脉数。主症：①热，四肢肌肉发困热，肌热，筋骨间热，表热如火燎于皮肤，热由里蒸。四肢热甚于躯体；右关沉弦数而有力。②困：四肢困重明显，温病伤寒，全身困乏。升降散：内里灼热，外表恶寒怕冷，双关沉滑数有力。升阳益胃汤：身体发热，腰腹里面局部发热，外表恶寒怕冷，脉沉弱无力。白虎汤：全身由里向外的壮热，身体热甚于四肢，午后明显，口渴饮冷，脉洪大有力。补中益气汤：全身发热而疲倦，不口渴，上午明显。上焦宣痹汤：右寸沉弦数。而温病之热，身体热甚于四肢，热伏地中，由里向外蒸。

升阳汤

升阳时泄溏不多，肠鸣三四尿黄浊。
红花草芪二三十，升柴归六陈智和。

益气升阳汤

益气升阳食伤中，羌防胜湿泽八同。
柴朴十分枣草五，地芍独六腹泻痛。

补脾胃泻阴火升阳汤

补脾泻火升阳汤，升柴羌活升清阳。
参术芪草补脾胃，芩连石膏清心凉。
瘦不能食右关弱，面赤肌热洪烦强。

升阳补胃汤

升阳补胃肠下血，气虚湿热阳明邪。
补中去陈桂芍防，丹皮羌独葛地热。
肠澼痛泻便意频，发热坠胀脓赤白。

当归补血汤

当归补血芪五一，病位在表气血虚。
面赤肌热烦渴饮，证像白虎脉无力。
经期产后热头痛，久溃血虚阳浮具。

注：桂枝汤、玉屏风与此方均病位在表，桂枝汤营卫不和而太阳表虚，恶风怕冷，汗出发热；玉屏风营卫不和而卫气虚，表虚不固而自汗、恶风、面色㿠白，或体虚易感风邪，不发热；当归补血汤，病位在肌表，气血亏虚而皮肤肌肉发热、燥热，上午明显，脉洪大无力。

益胃升阳汤

益胃升阳经不调，量多血块纳食少。

食罢烦心水泻瘦，补中神曲姜苓枣。

升阳补气汤

升阳补气早餐困，四肢倦怠气短频。
升柴羌独朴防草，白芍生地泽姜枣。
不耐寒热五心烦，甚者参芪哽砂仁。

升阳顺气汤

升阳顺气补去术，饥常如饱寒湿故。
胁腹满闷夏厌冷，夏曲姜蔻春淡无。

注：出自《内外伤辨》卷上。原文主治"饮食不节，劳役所伤，腹胁满闷，短气，遇春则口淡无味；遇夏虽热，犹有畏寒，饥则常如饱，不喜食冷物"。

枳术丸

枳术丸量二比一，饮食不化加橘皮。
勉为所难强饮食，心腹满闷麦神曲。
胀满木香食冷夏，肉食厚味胀闷痞。
苓连大黄曲橘皮，心腹满闷重肢体。

沉香温胃丸（一）

沉香温胃官桂七，三丁十茴姜附戟。
四君归芍吴良五，木香吐泻冷痛逆。

沉香温胃丸（二）

沉香温胃中气弱，心腹冷痛便滑脱。
纳呆四逆沉困汗，腹中雷鸣气不和。
积冷吐泻手足厥，肠鸣四君戟归芍。
姜附桂茴吴良姜，丁木沉香三焦药。

调中益气汤

调中益气苍木香，参芪升柴草重胀。
四肢胀闷节烦痛，脾虚湿盛便不畅。
心烦不安不知味，鸣聋昏花嗜睡样。
发热烦躁生地柏，欲便不得不尽当。
身重苓泽苍黄柏，胃气不和夏生姜。
夏季腹痛陈白芍，秋冬厥逆吴萸良。

温中益气汤

温中益气腰足冷，呕噎肢倦爪甲青。
姜附丁蔻藿智萸，参术归草白芍陈。
草蔻草六姜附十，四术丁芍藿益智。
二归三参陈吴萸，小腹冷气上冲死。

通气防风汤

通气防风肩背痛，参陈羌防草五同。
白蔻柏二青藁三，升柴芪十气虚重。

风热乘肺汗出多，尿频量少膀胱通。
气滞陈皮木香附，瘀血姜黄五灵红。
风加灵仙湿二术，血虚归芍杏苑供。

羌活胜湿汤

羌活胜湿独防风，藁本蔓荆草川芎。
肩背重痛难回顾，腰脊疼痛头身重。

注：治疗太阳经气凝滞，风湿肩背痛的良方，主治肩背痛不可回顾，头痛身重，或腰脊疼痛，难以转侧者，苔白脉浮者。

除风湿羌活汤

除湿羌活七身痛，骨节烦痛四肢重。
升柴防五苍藁十，便溏肤肿头重蒙。
风湿上冲首如裹，羌防苍术一身痛。

耳聋左慈丸

耳聋左慈眩鸣晕，柴磁六味肝肾阴。
耳鸣耳聋腰酸软，头晕目眩左沉细。

小儿感后鸣聋方

感后小儿耳鸣痛，甚者中耳炎耳蒙。
银翘菖蒲胆紫草，小儿中耳炎耳聋。

益气聪明汤

益气聪明参芪草，升葛蔓荆柏芍妙。
参芪草五升葛三，蔓荆芍柏一热药。
颈肩腰下重疼痛，脾虚去柏热少用。
头重脚轻无高下，热壅头目麻木法。
饮食劳伤中气弱，昏花鸣聋肩背僵。

引李东垣方：益气聪明汤，治饮食不节，劳役形体，脾胃不足，得内障耳鸣，或多年目昏暗，视物不能，此药能令目广大，久服无内外障、耳鸣耳聋之患，又令精神过倍，元气自益，身轻体健，耳目聪明。热服，临卧，近五更再煎服之，得睡更妙。如烦闷或有热，渐加黄柏，春夏加之，盛暑夏月倍之。若此一味，多则不效。如脾胃虚去之，有热者少用之。如旧有热，麻木，或热上壅头目，三两服之后，其热皆除。治老人腰以下沉重疼痛如神。此药久服，令人上重，乃有精神，两足轻浮，不知高下。若如此，空心服之，或少加黄柏，轻浮自减。若治倒睫，去黄柏、芍药及忌烟火酸物。

六、常用上下方方歌

麻黄左经汤

麻黄左经羌二防，腰重桂枝肾着汤。

手足挛痹步行难，头痛眩晕腿疳恙。

黄芽汤

黄芽阳陷中气虚，三参二草姜苓齐。

面黄腹胖倦懒言，纳呆食少四肢逆。

脾阳虚陷垂利满，胃冷呕吐浊水气。

泻北补南升降顺，泻水补火平呕利。

水寒土湿中阳虚，一气周流四旁立。

心火上炎心慌悸，烦乱口烂连芍取。

肾水下寒精尿遗，溏泄椒附温肾虚。

肝血左郁桂丹皮，肺右痞闷杏陈皮。

四肢冰凉心出汗，附子理中脾肾寒。

引注：歌诀中垂，脏器下垂；利，下利，腹泻；满，腹部胀满。泻北，茯苓泻肾浊；补南，补心火。口烂，心火亢盛而口腔溃疡。黄元御借用《周易参同契》"阴阳之始，玄含黄芽"的易理而取名黄芽汤，认为脾胃中气能"和济水火之机，升降金木之轴"，助水升火降、肝左升肺右降，乃取道家"黄婆"之意；而在中医五行中，中气脾胃五行属土，而在色为"黄"，这是对"黄"字的理解。"芽"字，道家有"芽是万物之初也"的概念；而中医学认为万物土中生，生必先发"芽"。

因此，此方治"中气不运，清阳（脾阳）下陷，浊阴（肾之浊水）上逆。该升不升，该降不降"，调阴阳，阳抑阴，泻北补南而使中气轮转，清浊复位。

天魂汤

天魂升脾治阳虚，桂附黄芽三钱齐。
归地首乌肝血亏，阳神之源赖肝脾。
畏寒纳差四逆冷，大便溏泄脘腹痞。
腰膝酸软囊湿冷，下腹冷痛久泄痢。
五更泄泻阳痿软，全身浮肿尿不利。
形寒肢冷舌淡胖，苔白水滑沉迟虚。
附子药后要三问，尿多不烦睡眠稳。

引：在黄芽汤基础上，加桂枝温散肝郁，附子温肾水，以助脾阳左升肾水而治阳虚。

地魄汤（一）

地魄芍草治阴亏，牡夏元参麦五味。
腰酸眩晕口咽干，助阴右降在肺胃。
热伤肺气不化水，参芪补肺阴精回。

地魄汤（二）

地魄味草二阴伤，胃不降浊相火上。
麦夏蛎芍元参三，金水无阴无火藏。
呕衄咯血肺阴伤，养阴清火君阳降。

达郁汤

达郁肝脾积气左，苓桂姜鳖三钱多。
痞胀肠鸣痛左胁，一砂二草渐消磨。

下气汤

下气贝草肺胃浊，陈杏苓夏五味芍。
苔腻痞闷嗳嗽喘，中气立则四旁和。

金鼎汤

金鼎善忘失眠惊，苓夏桂芍牡三分。
龙草二钱不烦躁，惊悸难眠梦纷纷。
胃土不降纳差少，脾湿苔腻胀满生。
烦躁火盛倍芍药，下寒腿冷附温肾。

引：用于治疗因胃土不降失眠惊悸，无心烦者。"胃土之不降，由于脾土之湿"。《医学摘粹》："神藏于心，而交于肾，则神清而不摇。若神不交精，乃生惊悸。一自胃湿不降，火失封蛰之性，是以上炎而生烦扰。法宜降土清木敛相火而固其根，则神自不摇矣。以金鼎汤主之。"

玉池汤

玉池砂附治遗精，桂芍苓草龙牡并。
水寒脾湿阴冷寒，久郁生热丹泽苓。

二加龙牡加砂仁，湿热在下倍芍苓。

引：此方治脾肾阳虚遗精阳痿，是二加龙牡汤去白
薇加砂仁，微微烦热也可以加白薇。湿旺木郁而生下热
（舌苔黄腻，或阴部潮湿而黏腻，大便稀溏黏稠等），倍
茯苓、白芍，加泽泻，丹皮。

镇心汤

镇心血虚心火重，四物酸枣远麦冬。
芩连栀子清郁热，心慌惊悸烦乱中。

神圣复气汤

神圣复气四逆汤，上热如火下冰凉。
胸膈腰背胀满痛，痰气血火湿浊伤。
参芪草蔻夏橘壳，蔓荆细辛藁羌防。
连柏升柴归芎地，白葵郁李润升降。
恶心鸣聋昏花痹，阴冷经带行路晃。

全真一气汤

全真一气脾肾虚，上热下寒阴火逆。
术附熟牛生脉散，阴伤阳衰脱影去。
舌红少苔喜热饮，癃闭参前虚劳齐。

上下相资汤（一）

上下相资归地味，车前麦牛山萸葳。

崩后纳差口燥裂，人玄沙参津上回。

上下相资汤（二）

上下相资十麦地，一车五玉牛归黄。
人元沙三口燥裂，二味崩后经口糜。

温氏奔豚汤

温氏奔豚四苓附，三参泽泻牛草助。
一桂沉砂十山黄，厥气上逆寒湿阻。
脘腹绞痛吐泻冷，水肿鼓胀四厥除。
三高肥胖三阴寒，沉寒痼冷悸眩恶。

火土即济汤

火土即济阴阳虚，上热下凉欲脱去。
阳脱喘汗心摇痛，阴脱失精尿便遗。
龙牡山六熟黄十，苓芍三钱一附齐。

注：本方治大病后阴阳不相维系。阳欲上脱而虚热在上、自汗如油、咳喘、心悸，或阴欲下脱而脚冷、小便不利、大便失禁滑泄。

上下两疏汤

上下两疏湿热壅，上下齿痛喜凉风。
苓薏十五升芷一，荆防升芷能散风。
术十草三荆泽七，苓术泽薏上下通。

施今墨之调气汤

上下左右调气汤，桔梗枳壳薤杏方。
胸闷咳喘吐浓痰，梅核乌梅灵仙上。

上下左右便秘汤

上下左右便秘方，胸闷憋气便秘畅。
舌质红暗桃仁瘀，桔梗枳壳薤杏方。

上下两济丹

上下两济六山萸，十两参术倍熟地。
昼夜不寐心烦燥，交通心肾连桂一。

引：出自《辨证录》卷四，治疗心肾不交的顽固性失眠。白天不能入睡，肾水寒而不能上交于心火；晚上不能入睡，心火亢而不能下交于肾水；昼夜都不能入睡，心肾不交属火，过热则炎上而不交肾；肾属水，过寒则沉下而不交心。法使心不热、肾不寒，自然寒中有热，热中有寒，两相引，两相合。

六味回阳饮

六味回阳熟地归，人参四逆阴阳回。
恶寒身冷汗不止，汗多黄芪泻乌梅。
补气滋阴以固脱，阴阳俱脱此方对。
误汗上焦津液枯，肾水上溢如涌出。

亡阳汗出如油珠，真武镇水沉紧无。

钩藤散

钩藤陈夏茯苓神，膏草参麦菊防并。

身热足凉头风痛，肩背拘急更年症。

上热下寒烦躁冷，上实下虚浮阳生。

旺土丸

脾肾阳虚旺土丸，临门即泄半途难。

四君芪仲药茯神，菟菀桂肉味补天。

引：用于脾肾阳虚，火不生土的精气冷薄，虽能交接，然半途而废，或临门即泄之证。

壮火丸

壮火肾阳命火亏，四君山山熟茯味。

故纸枸戟茯桂附，柏枣龙骨风冷畏。

引：用于先天禀赋弱之肾阳亏虚，命门火衰，身体恶风怕冷，一遇交感，即望门而流。其症状较旺土丸的脾肾阳虚更甚，用制附子直补先天命火，用熟地以阴中求阳。

葆精丸

葆精最虚听声泄，金樱远菀戟天者。

参芪术药熟芡味，麦冬柏枣龙黄协。

引：主治心气亏虚，心肾不交而见临床阳痿最重，虽然并未交感，但是听到妇女声音，便出现滑泄的。治疗强调君火以明，相火以位，既补命火之虚，又用丹参，麦冬，枣仁，柏子仁，黄连防止相火妄动，使心肾水火上下相交。

桑螵蛸散

桑螵蛸散三归参，二两远菖四茯苓。
尿频遗精龙龟五，心肾不交健忘症。
心神恍惚米泔尿，小儿夜尿虚弱凭。

升阳祛霾利窍饮及加减

升阳祛霾利窍饮，菟三葛四芪五均。
升附芷二菖桂一，脾肾阳虚阴霾升。
五官不利头身困，气短纳差脘痞闷。
眩晕聋闭脓便溏，鼻渊喉痹疮尿清。
舌淡苔腻脉沉迟，耳鼻喉炎美尼病。
破疮难愈姜倍味，纳差怕冷头重困。
眩呕藿梗五味夏，鸣聋头晕磁味精。
耳闭重佩郁香附，久脓地龙苡覆盆。
桂芍杏七无香臭，浊涕地龙覆盆芎。
清涕五味覆金樱，咽痛哽咳萼梅红。
四逆河车补红参，眼花谷精僵蚕芎。

引注：此方属脾肾阳虚、阴霾蒙蔽清窍，见五官不利、头重身困、气短乏力、面色苍白、脘痞纳差、大便软烂、小便清长、舌淡苔腻，脉细弱或沉迟；以及美尼尔氏综合证、感音神经性耳聋、分泌性中耳炎、慢性化脓性中耳炎、慢性鼻炎、慢性鼻窦炎、变应性鼻炎、慢性咽炎、慢性喉炎、慢性声带炎、慢性扁桃体炎、复发性口疮、角膜斑翳、中心性渗出性脉络膜视网膜病变等见上述症状。歌诀中磁味精：磁石、五味子、黄精。耳闭重佩郁香附：耳闭听不清，头重，加佩兰、郁金、香附；久脓：脓液清稀，久久不愈；桂芍杏七无香臭：鼻塞，不闻香臭，加桂枝、芍药、杏仁、三七，新型冠状病毒感染后口鼻不知味可试。

升陷汤

升陷六知十二芪，柴桔三钱升肝气。
大气下陷成气短，升麻二钱阳明起。

回阳升陷汤

回阳升陷短气陷，心冷背紧恶风寒。
六姜八芪归身四，三桂一草心肺喘。

理郁升陷汤

理郁升陷气分郁，胁下胀满刺痛瘀。
柴桂钱半生芪六，乳没归知三气虚。

胁痛龙牡闷气短，少腹下坠升麻一。

醒脾升陷汤

醒脾升陷气虚极，小便失禁闷短气。
术芪龙牡山萸四，三断寄生二草草。

十全育真汤

十全育真肺结瘀，棱莪龙牡丹参芪。
知母玄参怀山药，食不壮精瘦血虚。
喘逆寒热噩梦多，虚劳自汗细无力。

资生汤

资生过食舌苔腻，劳瘵虚热脾胃虚。
喘促咳嗽纳食少，鸡术山药玄蒡齐。

尊生二术汤

二术苍厚夏十钱，藿二陈苓白术三。
久痫如涕胶冻状，腰痛肾着芪术伴。

柏子仁汤

柏子仁茸归芎胶，一两伏神等小草。
思伤心肾悸崩中，二断香附半两草。

七味白术散

七味白术木葛藿，脾虚呕泻四君多。
小儿泻利瘦弱烦，葛根苓连虚证喝。

五积散

五积麻芷姜桔枳，平胃二陈四物吃。
气血寒痰食胀呕，上热下寒月经迟。
上身面热贫血貌，腰腿小腹拘痛冷。

苏子降气汤

苏子降气半前厚，肉归枣草姜陈苏。
下阳虚衰痰上攻，腰酸足冷喘息重。
耳鸣吐衄齿摇脓，口腔腐烂胀满肿。

大降气汤

大降气汤咳痰重，苓辛天南桔梗芎。
咽干不利腹胁闷，上盛下虚痰涎壅。

壮原汤

赤水弦珠壮原汤，参苓术附陈干姜。
桂砂下寒破故纸，阴囊腿肿上喘胀。

七、常用火神派方歌

封髓丹

封髓丹在左尺细，柏砂草用三二一。
真气上浮牙痛喘，目赤面红精尿遗。
补益肾水降心火，左寸浮数软喉痹。
遗淋带喘牙面痛，耳肿面赤鼻塞气。
鼻渊流浊肉桂黄，腰酸腿软桂附剂。
黄柏三才脾心肾，色黄味苦寒水秉。
砂纳五脏气归元，甘草土厚火伏沉。

三才封髓丹

三才封髓重养阴，舌红少苔麻木生。
肺疲虚劳干咳嗽，牙痛不咬尺弱沉。
阴虚火旺相火妄，失眠多梦遗滑精。
腰膝酸软心烦热，口干舌燥溃疡病。
头昏眼花记忆差，早衰肤干无弹性。
自汗盗汗午后热，烦躁失眠内热盛。
阴亏阳浮虚火旺，口干咽痛便秘盛。
滋阴封髓潮热甚，百合丹皮地花粉。

补中封髓丹

补中封髓热气虚，炎上注下参术芪。
口疮肛炎相火动，升柴柏砂草泽剂。

养血封髓丹

养血封髓精血虚，心烦失眠心火逆。
归芪二地黄连芩，左尺关细寸浮细。

纳气封髓丹

纳气封髓补桂辛，体瘦口渴不多饮。
牙痛怕冷不可名，尺弱嚼咬劳痛甚。

回阳封髓丹/固元封髓丹

回阳桂附腰痛斑，桂附术知蝴蝶伴。
固元封髓参山药，肥胖高脂虚寒尿。

潜阳丹（一）

潜阳砂附龟板草，头面浮肿身觉飘。
上身大热下身冷，口臭身重难转腰。
色饮舌脉全阴寒，五官肿痛火形燎。
左尺沉细右尺弱，下虚阳浮右寸燿。

注：燿，浮而微数无力。

潜阳丹（二）

潜阳砂附草龟板，五四二一虚阳返。
通阴助阳水精龟，砂草助附天一还。

潜阳封髓丹

潜阳封髓百克附，十五肉桂碎龟术。
二十龙牡紫石英，六辛十柏砂草助。
上热下寒诸窍火，重在阳虚相火浮。
双尺沉细弱无力，双寸浮数阴火故。
头痛眩晕发热汗，烦躁失眠抑郁除。
牙龈咽扁口鼻烂，甲亢耳鸣痤疮毒。
痴呆帕金偏头痛，狐惑狼疮诸皮部。

补坎益离丹（一）

补坎益离心动悸，神倦脚肿肾阳虚。
桂附姜五砂草二，四逆畏寒真火起。

补坎益离丹（二）

补坎益离四草姜，桂附八两蛤五两。
温补坎阳壮离火，惊悸不眠不安详。
萎靡不振神无主，心肾不交乃浮阳。

破格救心汤

破格救心六四逆，龙牡磁三红参一。
身冷肢凉汗如珠，目开口闭神昏迷。
大吐大泻指甲青，口鼻气冷咳喘息。

四逆败毒法

四逆败毒附草姜，胃寒虚弱高热状。
独芷银花鱼腥草，前胡芩陈解三阳。
咳喘麻杏竹甘法，透营丹皮牛地黄。
枢转三阴升鳖梅，添精续命龟鹿尝。

川乌综合法

川乌等参姜倍芪，陈朴茴术半草七。
痰瘀湿阻结聚块，喘咳昏痛结节虚。
标本虚实精气亏，贪冷熬夜胖溏稀。
肥胖怕热苦臭汗，腹大松软气喘疲。
怕冷感冒不发烧，久病高热神萎靡。

麻杏竹甘法

麻杏竹甘痰热黏，老年肾虚咳喘难。
不喘去杏加苏子，半夏独大化顽痰。
肺热烦渴去石膏，白芷黄芩二阳散。
久病输液四逆汤，高热舌红血分看。
小儿久喘鹿沙参，僵蚕地龙分热寒。

八、常用妇科方歌

▶（一）月经先期方

补中益气汤

补中益气经先期，恶露不绝带滴沥。
乳汁自出芪五味，阴挺金樱杜仲续。

固阴煎

固阴恶露先期亏，山山熟人远菟味。
阴挺滑泄带浊遗，先后不定肾阴回。

清经汤

清经先期经量多，地骨丹皮重为火。
青蒿熟地苓芍柏，热榆槐知痛乌药。

两地汤

两地先期经量少，重用生地地骨妙。
麦胶玄芍阴虚热，经间出血二至好。

丹栀逍遥丸

丹栀逍遥也先期，左关沉数弦软郁。
寸数火逆潮颧红，经行乳胀腹痛去。

圣愈汤

圣愈参芪四二黄，经少提前气促慌。
体倦少腹空坠感，胎产崩漏烦眠伤。

▶（二）月经后期延长方

当归地黄饮

当归地黄重肾虚，经迟量少痛腰膝。
草萸牛杜山渐增，下寒桂附浊去膝。

大补元煎

大补元煎山山杞，月经后期气血虚。
归地参草杜真水，闭经牛丹阴挺芪。

固经汤

固经龟板柏芍芩，阴虚血热香附椿。
手足心热黑暗块，腰膝酸软弦数凭。
冲任不固经量多，经期延长湿热生。

温经汤

温经芎芍归草人，胶桂丹皮二两均。
半升半夏麦倍用，三两姜萸对君呈。

唇干口燥掌烦热，小腹冷胀艾茴增。
暮即发热银柴骨，胀痛香附乌药并。
漏下色淡炮姜艾，疲倦术芪人元参。

妇人温经汤（小温经汤）

妇人温经治后期，脐腹作痛三参膝。
归芎莪肉丹皮二，沉紧寒疝痛绕脐。

乌药汤及加减

乌药归草木香附，加味乌药砂延胡。
后期胀痛爱生气，血海气滞胀痛故。
月经后期乳胀痛，经前胁腹胀痛除。
血瘀失笑寒茴萸，寒湿桂薏血四物。
肾虚断牛烦丹栀，胁痛郁柴腹元胡。

苍附导痰丸

苍附导痰枳胆星，二陈神曲生姜并。
后期量少腻痰湿，肥胖多囊倦恶心。

温经摄血汤

温经摄血经后期，芎术熟地五味续。
柴芍肉桂温散收，气虚乏力重参芪。

▶（三）经期延长方

举元煎

举元参芪二十剂，升麻术草三四齐。
月经量多淡如水，滴沥不尽气短疲。
怔忡怯冷面苍白，小腹空坠淡脉虚。

两地汤

两地先期经量少，重用生地地骨妙。
麦胶玄参芍药等，血热水亏滴沥消。

固冲汤（一）

固冲术芪龙牡芍，山萸五倍棕茜草。
神疲乏力量多滴，腰膝酸软崩漏少。
头晕肢冷悸气短，脾肾亏虚海螵蛸。

固冲汤（二）

固冲十术六生芪，龙牡萸八五倍一。
贼茜螵四棕炭二，冲脉不固脾肾虚。

▶（四）月经先后不定期方及不同周期加减用方

固阴煎

固阴恶露肾阴亏，山山熟人远菟味。
阴挺滑泄带浊遗，先后不定痛腰背。

逍遥散

逍遥散用当归芍，柴苓术草加姜薄。
先后经行情志乱，柏子磁欢藤夜交。

逍遥散加减

经后左归阴血虚，五子生脉八珍芪。
排卵寿胎羊菟车，经间归肾补肝宜。
经前补肾不活血，四君寿胎熟山黄。
月经期间理气血，八珍去归二至立。

定经汤

定经汤用归地芍，柴苓荆芥菟山药。
先后不定块不畅，左关弦旺尺沉弱。

▶（五）白带、月经过多，分气血、血热、血瘀方

举元煎

举元参芪术草麻，经多亡阳气陷下。
三五重用它药二，滴沥不尽倦怠乏。
经期延长胶艾螵，无形之气急固加。
气虚量多举元煎，血瘀失笑七益茜。

清经散

清经先期经量多，地骨丹皮重为火。
青蒿熟地苓芍柏，热榆槐知痛乌药。

保阴煎

保阴二地柏芍苓，血热量多烦渴生。
色赤脉数山断草，阴虚午后潮热频。

引注：系补中益气汤去陈皮、当归、柴胡，"治气虚下陷，血崩血脱，亡阳垂危等证，有不利于归、熟等剂，而但宜补气者，以此主之"。所谓"有形之血不可速生，无形之气所当急固"，治崩漏下血，舌胖质淡、神疲倦怠、脉尺微弱而至尺下，右尺为甚。补中益气汤以内脏脱垂为主证，而举元煎病势要更险重，会出现气陷欲脱，将要亡阳之象，以血崩、血脱为主证。

▶（六）月经过少方

圣愈汤

圣愈参芪四二黄，经少提前气促慌。
体倦少腹空坠感，胎产崩漏烦眠伤。

滋血汤

滋血经少气血虚，四物山药参苓芪。
点滴即净色淡稀，头晕眼花怔忡悸。
小腹隐痛舌淡胖，血虚经少面萎疲。

归肾丸

归肾药苓面憔悴，腰酸腿软精血亏。
枸菟归杜熟山萸，脾胃亏虚双尺羸。

瓜石汤（阴虚经少第一方）

瓜石经迟量少闭，口渴消谷胃阴虚。
细数便秘胸闷胀，增液车瞿益连膝。

胖人经迟汤

经迟香附胖痰湿，归芎二术苓夏石。
行经人肥不见经，蒺藜术附砂半苓。

易黄汤

易黄汤治黄带湿，药芡白果柏前子。
升阳益胃带清稀，绵绵不绝倦乏力。

▶（七）经间期出血方

经间期出血方

经间出血肾阴虚，腰酸潮热用两地。
眩晕耳鸣咽鼻燥，月经量多二至齐。

清肝止淋汤

清肝止淋归柏芍，生地丹皮大红枣。
黑豆牛膝香附配，五心烦热赤带胶。
经间出血乃湿热，瘙痒蓟苓去胶枣。

逐瘀止血汤

逐瘀止血枳壳桃，归地龟甲大黄芍。
丹皮心烦黑有块，经间出血刺痛燥。
少腹胀满心烦闷，血块刺痛便黄少。

▶（八）崩漏方

安冲汤

安冲崩漏脾阳虚，术芪龙牡茜草续。
生地白芍海螵蛸，举元姜炭温补脾。

左归丸

左归萸肉枸药地，龟鹿二胶菟丝膝。
酸软昏花汗神昏，壮水之主第一剂。
阴虚崩漏去牛膝，滴沥不尽二至齐。

右归丸

右归杜仲地附桂，山山枸菟鹿胶归。
神疲肢冷酸软利，益火之源生土味。
阳虚崩漏去肉桂，补骨羊藿阳下回。

清热固经汤

清热固经三地生，棕炭藕节草栀芩。
牡胶龟甲血热崩，肾阴虚热酸软鸣。
方似黄连阿胶汤，生地地榆地皮并。

注：三地指生地黄、地骨皮、地榆。

上下相资汤

上下相资十麦地，一车五玉牛归芄。

人玄沙三口燥裂，二味崩后经口糜。

引：主治崩漏后阴血亏虚而口舌燥裂，不能饮食或经期口糜，舌红少苔。

▶（九）闭经方

大补元煎

大补元煎山山杞，月经后期肾气虚。

归地参草杜真水，闭经牛丹阴挺芪。

十补丸

十补鹿味肾气丸，脐腹强急腰脚酸。

亡血盗汗遗泄浊，闭经鳖黑冷下寒。

归肾丸

归肾苓药面憔悴，腰酸脚软精血亏。

枸菟归牡熟山芄，闭经鸡血沙参归。

注：闭经加北沙参、鸡血藤。

丹溪治湿痰方

丹溪治湿归芎滑，二术香附苓半夏。
腹痛腹泻四肢沉，关脉不调闭经法。

苍附导痰汤

导痰二陈枳胆星，苍附二两后期行。
形盛多痰数月至，肥人白带虚闭经。

二仙汤

二仙羊藿仙茅三，阴阳两虚潮热寒。
当归戟二知柏一，更年经乱耳鸣眩。
少寐多梦腰膝软，晕痛瞤动阳亢烦。

调肾阴阳方

调肾阴阳枸地精，杜仲寄生菊花清。
腰膝酸软女科病，经少乳癖补先行。

四二五汤

四二五汤四物先，枸菟覆盆味车前。
仙茅灵脾怀牛膝，血虚肾亏闭经缓。
产后大血席汉症，疲惫毛脱欲望淡。
经少干涸分泌少，记忆力差阴冷寒。

痛经调节歌

一静二喜三乐行，四制恼怒五稳定。
六松七宁八泰然，九少思虑十善心。

痛经方

痛经钩延益母三，二苓杜断丹皮丹。
等量赤芍五灵脂，广香肉桂温化寒。

戴人玉竹散

戴人玉竹治经闭，脐腹疼痛恶露瘀。
消渴渐瘦便秘疮，四物调胃脓血虚。

温脐化湿汤

温脐化湿痛腰脐，苓术通利腰脐气。
卫冲扁豆莲山药，巴戟白果通任意。

清热调血汤

清热调血湿痛经，桃红四物牡丹并。
连莪香附延胡索，小腹灼热尿带频。
黄带黏稠红藤败，子宫腺肌异位症。

圣愈汤

圣愈参芪四物汤，经少提前气促慌。

体倦少腹空坠感，胎产崩漏烦眠伤。

益肾调经汤

益肾调经巴戟天，杜益续乌经色淡。
归芍地艾软无力，经后腹痛腰腿酸。

加味吴茱萸汤

加味吴萸当归三，麦冬干姜苓牡丹。
木香桔防甘草二，一钱桂心四夏安。
或前或后经漏滴，经行纳呆瘰头眩。
小腹急痛赤白带，食少心怯肌肉颤。
痛经寒凝用少腹，气滞血瘀膈下逐。
清热调血湿热痛，气血虚弱圣愈补。
益肾调经肝肾亏，上热下寒温经复。

注：膈下逐瘀汤、圣愈汤、清热调血、益肾调经、温经汤。

逐瘀脱膜汤

逐瘀脱膜棱莪延，枳归赤白三七断。
广香益母桂蒲黄，杜寄狗骨补腰酸。
腹冷紫英艾桂附，坠胀木香参芪术。
肢冷痛昏乳没琥，三七灵脂并延胡。
经少桃红川牛膝，经多血竭三七蒲。
温化调经寒湿草，经迟色暗缓量少。

归芎苓红泽佩兰，吴萸沉香寒桂妙。
腰膝重着带稀多，延胡经来痛如绞。

《妇人大全良方》小温经汤

妇人腹冷小温经，绕脐寒疝痛彻困。
丹桂莪三归芎芍，参草膝倍脉沉紧。

内异止痛汤

内异止痛紫贝齿，等十丹赤莪灵脂。
十二延断茯苓钩，广香肉桂血竭吃。

《景岳全书》通瘀煎

通瘀枳术泽郁芍，倍用五灵蒲琥桃。
经脉不利痛拒按，产后瘀血实痛消。
胀痛拒按青乌药，苏木延胡黄暗燥。

月经前后诸症诸方

经前胸痛胀疏肝，柴胡逍遥丹栀烦。
经前腹痛乌药散，胁痛麦鸡一贯煎。
经行头痛火瘀虚，肝火羚角钩藤宜。
血瘀通窍活血汤，血虚八珍蔓首杞。

注：肝肾阴伤、胸痛胁胀，一贯煎加麦芽、鸡内
金。经行头痛，血虚，八珍汤加蔓荆子、何首乌和
枸杞。

羚角钩藤汤

羚角钩藤茯菊桑，贝草竹茹芍地黄。
高热烦闷躁扰搐，面红如醉头晕胀。
耳鸣心悸手足躁，舌红弦数肝热狂。

▶（十）经行眩晕方

半夏白术天麻汤

经行眩晕气血虚，量少色淡用归脾。
神倦少腹绵绵痛，纳差脉弱怔忡悸。
量少色红烦易怒，头痛失眠多梦苦。
腰酸腿软口咽干，天麻钩藤便干出。
量少色淡头晕眩，带下量多白臭黏。
胸闷泛恶纳呆胀，半夏白术天麻选。
蔓荆陈苓姜枣草，南星蒺藜厚腻黏。

注：引自《医学心悟》。

经行口糜用方加减

经行口糜乃火旺，阴虚知柏地黄汤。
阴虚带下芡金樱，产后尿淋牛猪苓。
妊娠阴痒尿淋痛，首乌鲜皮亏阴津。
胃热熏蒸经口糜，口舌生疮凉膈剂。

面赤唇焦胸膈烦，便秘溲赤咽痛衄。

注：牛猪苓，为猪苓汤加牛膝；首乌鲜皮，为何首乌、白鲜皮。

▶（十一）经行吐衄方

清肝引经汤

清肝引经归芍地，丹栀芩楝茜茅膝。

经行吐衄红量多，心烦易怒苦眩郁。

顺经汤

女科顺经熟地黄，荆芍丹皮沙参当。

潮热盗汗五心烦，舌红少津花剥样。

《济阴纲目》八物汤

经行浮肿阳气虚，苓桂术甘合肾气。

八物延楝木香榔，血瘀浮肿四物齐。

健固汤

经行腹泻健固汤，参苓术苡巴戟阳。

经前水泄合四神，重用白术三倍量。

纳差腹泻脾气虚，参苓白术散变汤。

▶（十二）经行风疹方

当归饮子

当归饮子脓疥疮，血虚燥痒不流淌。
四物黄芪首乌草，荆防蒺藜淡白样。
经行风疹团块痒，血虚生热风热伤。

消风散

消风荆防牛蜕苍，膏知归地草木痒。
苦参胡麻渗水多，血热湿疹恶疮凉。

黄芩四物汤

黄芩四物首乌草，草乌玄参薄荷烧。
红斑燥痒血水疱，咽干便秘渴尿少。
灼热肿胀血管瘤，热毒蕴结丹毒消。

注：治热毒瘀血所致皮肤燥痒、顽固性皮肤病、血管瘤。

延经汤

延经临时向后推，蒲黄枳壳续断类。
檀香滑石栝蒌实，经前一周服药味。

乌药汤

乌药归草木香附，经前肋腹胀痛除。
加味乌药砂延胡，经行不畅胀痛舒。

固冲汤（一）

固冲术芪龙牡芍，山萸贼倍棕茜草。
滴沥不尽量又多，心悸神疲酸软妙。

固冲汤（二）

固冲龙牡八萸芪，五倍五分十术齐。
二棕三茜四芍螵，脾肾虚弱悸神疲。
滴沥不尽或崩多，腰膝酸软色淡稀。

柏子仁汤

柏子仁茸归芎胶，一两茯神等小草。
思伤心肾悸崩中，二断香附半两草。

调肝汤

调肝水亏经量少，山山归芍胶戟草。
经后少腹绵绵痛，腰酸腿软舌瘦小。
左尺沉细关细弦，肝肾精亏虚烦躁。

大营煎

大营肉桂熟地煎，枸杜牛膝归草寒。
经迟量少心腹痛，腰膝筋骨疼痛软。
冷痛沉紧加附子，带浊腹痛破故三。

带下病各方要略

带下先分脾虚实，止带要分风寒湿。
瘙痒苍耳冷蛇床，清稀量多地肤子。
久带用涩贼龙牡，补骨莲肉樱芡实。

白带脾虚完带汤，黄带三妙栀大黄。
红带犀角地黄茜，黑带阴虚内热亢。
二至知柏地黄生，金樱芡实白带病。

完带汤

完带参草二术药，陈车柴胡荆芥芍。
带下色白清如涕，面白倦怠便溏弱。

易黄汤

易黄肾虚黄带湿，药芡白果柏前子。
腥秽舌红苔黄腻，黏稠量多黄茶汁。
湿甚土苓薏苡仁，热甚苦参酱公英。

止带方

止带丹栀泽二苓，牛车茵陈黄柏均。
湿热带下苔黄腻，黄带臭秽瘙痒清。
五味消毒湿蕴毒，茵陈黄柏薏土苓。

启宫汤

启宫二陈神曲芎，肥胖脂宫术附共。
带下量多质黏稠，胸胀痞闷弦滑中。

小营煎

小营血虚津亏少，山药枸草归地芍。
少带停经头目花，心悸多梦萎苔少。
带少肝肾也亏虚，左归六味随证妙。

升阳止带汤

升阳止带十芷苍，三十薏仁蛤壳尝。
升麻星八风胜湿，果十紫胡五独羌。

注：妇科祛风胜湿代表方。

▶ (十三) 乳腺疾病方

托痈活络汤

托痈活络产乳痈，归芪丹参赤路通。
留行公英鹿角霜，香附青橘制军从。
酿脓三黄野菊多，溃脓川草桔苡重。

通乳散结汤

通乳散结蒌通草，青皮橘皮橘络好。
瓜络公英郁蒺藜，乳行红肿硬痛消。

消瘀散结汤

消瘀散结乳硬痛，鹿角郁橡乳没同。
花粉芍草用二克，浙贝牡打乳汁红。
痛加芎郁硬甲珠，红肿公英柴连用。

紫温汤

乳腺增生紫温汤，泽兰留芎桂椒菖。
龙牡慈枯橘公英，调肾阴阳二仙汤。

▶（十四）不孕方

五子衍宗丸

五子五车枸菟盆，阳痿精少早泄冷。
遗精早泄腰酸痛，尿后余沥补肾精。

白术散

白术散用芎椒牡，三三二一酒调服。
妊娠风冷胎不长，隐痛吐利纳呆除。

益胃升阳汤

益胃升阳经不调，量多血块纳食少。
食罢烦心水泻瘦，补中神曲芩姜枣。

白莲散结汤

白莲散结瘀热并，一皂土鳖二猪苓。
羊藿莪术二仙茅，盆腔块黏内异症。

滋活汤

滋活二桃茺蔚子，枸兔补骨女贞四。
归芎活血量用三，术后虚瘀经乱吃。

宫复安汤

宫复安汤恶不尽，三七蒲黄半五灵。
枳地二十归芎五，白芍二十固冲任。

三川汤

三川三牛一桃红，两半香附枳归芎。
气滞血瘀经量少，经期推迟延长用。

毓麟珠

毓麟不孕用八珍，杜菟川椒鹿角等。
腰酸腿软小腹痛，瘦弱倦怠不食饮。

温胞饮

温胞下身冰冷寒，参术桂附巴戟天。
药艾杜菟补骨脂，血块腹冷经色淡。

养精种玉汤

养精种玉补肾阴，归芍山萸五钱等。
瘦弱血虚左尺细，倍用熟地先九蒸。

开郁种玉汤

开郁种玉郁不孕，香附丹芍归术苓。
胸胀去术青皮玫，多梦眠差枣交藤。

小腹刺痛桂丹附，乳胀有块橘荔行。

苍附导痰丸

苍附导痰胖不孕，痰滞经闭苔腻生。
少腹逐瘀小腹冷，种子安胎瘀血清。

补肾助孕汤

补肾助孕炒柴胡，参戟山山续断菟。
腰膝酸冷经少迟，河车石英疲软杜。

宫小汤

宫小女贞养脏精，杜蛇首乌归丹苓。
月季苏木眉间短，香附瓜络欢郁金。

少腹逐瘀汤

少腹逐瘀茴炮姜，延胡灵脂芎芍当。
官桂蒲黄五灵脂，种子安胎第一方。

胶姜汤

调补冲任胶姜汤，四物艾叶草干姜。
经行黯黑痛不止，血虚悸冷淡白舌。

二仙汤

二仙羊藿仙茅三，阴阳两虚潮热寒。

当归戟二知柏一，更年经乱耳鸣眩。
腰酸脚冷淡沉细，少寐多梦烘热汗。
腰膝酸软头晕痛，经乱失眠更年虚。

艾附暖宫丸

艾附暖宫四物芪，肉桂续断吴茱萸。
经迟量少腰膝软，小腹冷痛带清稀。
宫寒血块量又多，四逆怕冷倦乏力。

▶（十五）妊娠病方

香砂六君子汤

香砂六君脾虚滞，食少嗳气神疲湿。
胃脘闷痛喜温按，受凉泻利恶阻时。

加味温胆汤

加味温胆黄连苓，心中烦热昏瞆闷。
麦冬芦根恶阻发，胃热呕吐喜凉饮。
肝郁化热身体瘦，舌红苔腻或伤阴。

青竹茹汤

青竹茹姜苓夏陈，呕不能食恶阻生。
心烦喜呕吐痰涎，胃冷纳差腻苔凭。

宫外孕Ⅰ号方

宫外孕Ⅰ未破损，丹参赤芍并桃仁。
破损早期正气虚，离经之血未包成。
包成血肿重棱莪，血瘀少腹实证分。

脱花煎

脱花难产堕不全，胎漏胎动胎不安。
归五川芎牛膝三，前子红二桂一半。
蒲黄参益堕未尽，流后出血益母三。

▶（十六）滑胎、胎漏、胎动不安方

寿胎丸

寿胎胶菟寄生续，滑胎不长肾气虚。
续断寄生二两胶，菟丝四两壮胎气。
食少二术冷骨脂，气虚参芪热生地。

阿胶汤

阿胶四物柏芩栀，胎漏胎动实热施。
心烦口苦血块红，舌红苔黄干渴吃。

补肾固冲丸

补肾固冲五砂地，三归枸鹿术断戟。
参胶杜四倍菟丝，流产先兆脾肾虚。

泰山磐石散

泰山磐石八珍全，去苓加芪芩断联。
砂仁糯米气血虚，乏力腰酸脉滑软。

胎元饮

胎元八珍去芎苓，杜陈胎漏气短频。
血少淡红质稀薄，腰腹坠胀倦冲任。
遗浊山药补五味，动血寿胎尿覆盆。

补益冲任汤

补益冲任久漏崩，鹿角石英补归茴。
枸参女贞沙蒺藜，苁蓉旱莲竹茹定。

白术散

白术散用芎胶牡，四四三二酒调服。
烦呕不食加辛夏，痛加乌药倍芎故。
胎动不安惯流产，附件盆结炎症除。

当归散

当归芎芍苓一斤，土中逐湿万物生。
半斤白术养营血，胎前产后湿热孕。
血虚胎漏湿热冲，寿胎加菌去胶芎。
血瘀桂苓去桃仁，实热阿胶去归芎。

救母丹

救母归芎益母参，胎死不下时冷疼。
荆芥赤脂化瘀血，气血虚弱葡胎并。
葡萄胎见气血虚，救母枳壳川牛膝。

荡鬼汤

荡鬼葡胎气血瘀，枳朴桃红丹皮膝。
人参雷丸归大黄，腹大如斗肌瘦瘠。

芫花散

芫花葡胎寒湿瘀，柴蚕秦艽吴茱萸。
川乌巴戟腹胀大，小腹冷痛紧白腻。
下血量少紫暗块，无胎心动寒冷体。
寒湿郁结成鬼胎，芫花醋炒逐祟气。

加减青海汤

加减青海室女崩，阴虚潮热在五心。

龙骨熟八参芍五，桑术丹皮九克均。
二至山山斛胶四，热减桑丹三甲增。

子肿子晕加减方

头晕目眩妊娠期，视物模糊呕恶起。
杞菊地黄肝肾阴，迎风流泪头痛剂。
气血虚弱用八珍，丹参钩藤石决明。

《全生指迷方》白术散、济生肾气丸

白术苓姜腹陈皮，子肿在皮脾气虚。
济生肾气牛车前，阳虚水肿小便难。

正气天香散

正气天香乌药陈，干姜香附苏叶并。
心腹疼痛血气肿，胁肋刺痛上攻心。
月经不调或子肿，沉而无力气不伸。

《医学心悟》半夏白术天麻汤

半夏白术天麻汤，胸闷泛恶纳呆胀。
南星蒺藜钩决明，蔓荆陈苓枣草姜。
量少色淡子晕眩，脾虚湿盛肝气旺。

小活络丹

小活络丹天南星，二乌乳没地龙并。

中风手足麻不仁，筋脉关节游走疼。

外台黄芩汤

外台黄芩干呕利，肝脾虚寒胆胃逆。
参桂姜草腹冷痛，芩夏清胆和胃气。

益脾镇惊散

小儿益脾镇惊散，四君钩藤九六三。
琥珀一克三分砂，睡眠惊泻色青烂。

安神达郁汤

安神达郁官能症，龙牡枣二打郁金。
合欢栀芍量十五，柴芷芎手一草成。

胎水肿满用方

胎水肿满脾气虚，当归芍药把芎去。
或用千金鲤鱼汤，归芍白术苓生姜。
胎水肿满倦怠乏，舌淡胖嫩下肢胀。

茯苓导水汤

茯苓导水砂四苓，大腹桑皮苏叶槟。
麦冬陈皮木香瓜，头面手足肿灯芯。
按之塌陷应手起，喘满依坐难卧平。
尿短尿痛如刀割，难坐难转难食饮。

胎气上逆紫苏饮

紫苏参草归芎芍，胸腹胀满或烦躁。
妊中喘痛陈腹皮，肝气犯脾胀痛消。

芦根汤

肺胃积热芦根汤，呕食不下茹米姜。
口渴口臭苔黄腻，太阴阳明怕冷凉。

清金化痰汤

清金化痰桔栀芩，二母麦冬瓜蒌仁。
桑皮橘红茯苓草，咳吐黄痰咽痛腥。

难产佛手散

佛手归芎妊前后，血虚劳倦盗汗流。
难产虚弱参龟甲，困倦乏力或咳嗽。

催生顺气饮

催生顺气归芎红，临产不下气上冲。
乌木广皮肉桂枳，车前芝麻葵子冬。
昏晕脸红神紧张，下腹剧痛瘀暗重。

妊娠小便难方

妊娠尿难肾气虚，腰酸腿软水肿起。

菟丝子加巴戟天，肾气去附牡丹皮。

益气导溺汤

益气导溺参苓术，升桔桂扁通草乌。
妊娠尿难倦纳少，脐腹胀痛悸短促。

五淋散

五淋生草赤芍栀，赤苓当归石琳治。
尿频量少脐腹痛，淋漓如膏有沙石。

加味五淋散

加味五淋归生地，芍草苓泽前子齐。
黄芩滑石木通栀，妊娠尿淋益母须。

▶（十七）产后诸症方

芎归调血饮

芎归调血产后症，乌附姜陈枣茯苓。
熟地牡丹术益母，气血虚滞悸露晕。

下瘀血汤

下瘀血汤二两黄，二十桃䗪蜜为方。
产后脐腹痛如刺，经水不利四分尝。

土瓜根散

土瓜根等桂芍䗪，少腹瘀痛有烦热。
月经不利或再经，温经小腹冷痛别。

盆腔瘀热汤

盆腔瘀热丹桂苓，苡藤败酱不留行。
香附乌首车大黄，舌红苔黄下腹硬。

芎归胶艾汤

芎归胶艾经量多，枣芪四君并仙鹤。
气血亏虚不固摄，半产漏下气血和。

固气汤

固气汤治气虚崩，产后出血小产孕。
倦怠四君熟地归，山萸杜远五味平。

温胃散

胎寒不安吞吐酸，畏寒泄利呕胀满。
温胃丁夏蔻理中，纳呆腹冷流涎用。

理阴煎

理阴阳虚痰饮停，痞满呕泻腹中痛。
熟地归十姜桂一，血寒月迟瘀块硬。

干姜人参半夏丸

干姜人参半夏丸，妊娠呕吐苏藿伴。
下肢肿胀小便难，当归贝母苦参丸。

安营散

安营参麦当归草，灯芯细辛滑通草。
血虚郁热尿不利，淋沥灼热疼痛消。

葵子茯苓散

妊娠身重尿不利，起则头眩恶寒起。
冬葵子五茯苓一，米汤调服水温去。

温冲汤

温冲血海虚寒孕，三补四归八药英。
桂附桃茴鹿角二，左脉细弱右脉沉。

叶氏茯苓饮

叶氏茯苓十连二，橘陈杏夏十枳壳。
湿热食滞胃不降，口臭便黏手潮热。

莲葟知柏汤

莲葟知柏六二一，壳芍翘草等二齐。
小便淋漓热涩痛，黄带瘙痒苔黄腻。

萆薢胜湿汤

萆薢胜湿苡赤苓，丹柏滑石通泽均。
带下阴痒尿痛腻，下焦湿热瘀毒平。
红肿热痛五神散，肿胀糜烂龙胆宁。
痒甚鲜皮荆防蜕，血虚风燥四物行。

（十八）产后小便难方

补气通脬饮

补气通脬疲懒言，小腹胀痛小便难。
麦冬通草芪面白，水道不通产后见。

木通散

木通气滞小便难，小腹胀痛胸满烦。
滑草冬葵榔枳壳，肝气郁结脉微弦。

加味四物汤

加味四物治血瘀，产后尿难寒热起。
滑石瞿膝木通香，桃仁蒲黄刺痛机。

沉香散

沉香产后尿淋堆，芍草滑石橘皮归。

冬葵瞿术不留行，胸满口苦心烦累。

产后乳汁异常用方
产后乳汁自流出，倦怠少气虚不固。
补中益气五味芪，郁热丹栀牡夏枯。

通乳丹
产后少乳归参芪，麦冬木通桔猪蹄。
乳腺积液胀疼痛，乳汁不下气血虚。

下乳涌泉散
下乳涌泉柴四物，青粉芷甲留漏芦。
通草桔梗胸胁胀，乳汁骤减或全无。

产后情志异常用方
产后郁证心血虚，天王补心芪味齐。
肝气郁结逍遥散，磁石柏子夜欢皮。

癫狂梦醒汤
癫狂梦醒郁血瘀，桃芍柴附青陈皮。
大腹桑皮苏子夏，草通紫暗胀满署。
气血痰瘀阻元神，噩梦打骂高歌起。

▶（十九）产后发热方

解毒活血汤

解毒活血桃红草，柴枳归芍葛地翘。
口渴腹痛呕泻汗，湿疹产后发热疗。

荆穗四物汤

金鉴荆穗四物汤，产后发热风寒伤。
血虚外感加防风，恶寒怕冷苏叶香。

女科肠宁汤

肠宁参山胶草续，产后腹痛气血虚。
麦冬肉桂熟地归，按之即止便干秘。

产后恶露方

产后恶露多气虚，补中胶艾贼骨齐。
血热保阴地榆牡，瘀血生化茜蒲七。

▶（二十）产后身痛方

黄芪桂枝五物汤

产后身痛津血虚，恶风怕冷或汗滴。
五物丹参归血藤，秦艽或用新加剂。

身痛逐瘀汤

身痛逐瘀膝地龙，桃红芎草羌归芍。
香附没药五灵脂，五藤二草加减用。
五藤二草豨伸筋，忍鸡络海青风藤。

独活寄生汤

独活寄生用八珍，牛杜芎防肉桂辛。
产后外感身疼痛，腰酸腿软难屈伸。
心悸气短腰膝痛，畏寒喜温麻不仁。

养荣壮肾汤

养荣壮肾产后痛，杜寄肉桂独归芎。
姜续防风腰膝软，头晕根酸夜尿隆。

▶（二十一）产后汗多方

《济阴纲目》黄芪汤

济阴黄芪产后汗，熟地煅牡枣草伴。
麦苓防风生白术，恶风怕冷舌白淡。

牡蛎散

牡蛎散治儿虚汗，黄芪小麦麻根三。
煅牡山萸糯稻麦，阴虚汗出生脉散。
气虚便秘麻仁蜜，黄芪陈皮金匮翼。

▶（二十二）产后大便难方

四物汤、玉烛散

产后便难在血津，四物苁蓉麻柏仁。
便干口渴苔黄燥，玉烛四物硝黄草。

《万氏妇人科》润燥汤

润燥参草枳壳榔，少气懒言便不畅。
归地桃仁火麻仁，舌淡瘦小气促慌。

▶ **（二十三）盆腔炎方**

五味消毒饮

五味消毒黄带浊，盆腔炎热急性多。
下腹灼痛苦心烦，大黄牡丹臭味豀。
银花野菊蒲公英，地丁天葵热痛瘥。

仙方活命饮

仙方活命口中黏，湿热蕴结盆腔炎。
下腹热痛去归皂，黄带味臭堵卵管。
土苓败酱苡公英，红肿疮疡热痛烦。

理气逐瘀消脂汤

理气逐瘀消脂汤，肌瘤异位体肥胖。
白花失笑楂贝牡，莪枳橘夏芎芍当。
香附玄参参川断，腹痛紫暗血块样。

银翘红酱解毒汤

银翘红酱解毒汤，丹栀桃芍乳没当。
延胡苡仁川楝子，下腹热痛腰骶胀。
带下色黄如脓黏，湿毒壅盛苔腻黄。

理冲汤

理冲小腹冷痛硬,参芪山药术鸡金。
棱莪热痛知花粉,下腹痞块不思饮。
气虚阴虚冷热痛,满闷腹胀肌瘤癥。

银甲丸

慢性期用银甲丸,带下赤白内膜炎。
升麻红藤公英翘,宫颈糜烂尿道烂。
地丁蒲黄椿皮茵,琥珀桔梗大青楝。

▶（二十四）妇人癥积用方

癥积用方加减

妇人癥瘕肌瘤多,桂枝茯苓瘀血活。
气虚血瘀加四君,痰湿苍附导痰啜。
腰酸腿软肾气丸,少腹逐瘀冷痛瘥。
大黄牡丹湿热瘀,寒热湿瘀气滞过。
阴疮热毒用龙胆,土苓公英苡仁伴。
寒湿阻滞阳和汤,舌淡苍老辨热寒。

香棱丸

香棱丁木楝枳壳,青皮茴香胁痛莪。

小腹冷痛腹包块，肌瘤结节寒瘀多。

阳和汤

阳和汤方治阴疽，鹿角肉桂姜炭地。
麻黄白芥炙甘草，贴骨流注寒凝膝。

仙方活命饮

仙方活命金银花，防芷归芍穿山甲。
贝蒌寒热痛乳没，陈草皂刺热毒法。

注：穿山甲可用海蛤壳代替。

九、五运六气相关歌诀

▶（一）五运相关歌诀

五运的年运太过与不及（公历纪年尾数）

05属金16水，27属木38火。

49属土分单双，单为不及双太过。

太过伤腑不及脏，先伤本行脏或腑。

脏腑生克再分清，对应所伤各有部。

注：本部分主要参考引用邹勇所著五运六气相关论著。

对应脏腑病变歌诀

4胆5肝6小肠，7心8胃9脾脏。

0是大肠1是肺，2是膀胱3肾脏。

易患病部位歌诀

4头5项6颈肩，7心8胁9腹环。

0是脐肠1腰股，2胫3足一身判。

主运时间节点歌诀

木火土金水主运，初运至五按序名。

初运为木大寒始，二运春分后13日。

三运芒种后10日，四运处暑后7日。

五运立秋后 4 日，五运日期要记清。

主运太过不及歌诀

太过风热湿燥寒，不及燥寒风热湿。
年之尾数定主运，再按太少来递推。
再把年运放初运，后按五行顺序并。
主运客运总分析，确定当年生日运。

▶（二）六气主气与客气确定

根据生肖确定司天之气歌诀

鼠马少阴君火明，牛羊太阴湿土临。
虎猴少阳相火位，兔鸡阳明属燥金。
龙狗太阳寒水冷，蛇猪厥阴风木行。

根据对应规则确定司天在泉

少阴君火——阳明燥金。
厥阴风木——少阳相火。
太阴湿土——太阳寒水。

六气主气顺序固定时间表

初气厥阴风木行（1 月 21 日—3 月 20 日）。
二气少阴君火明（3 月 21 日—5 月 20 日）。

三气少阳相火位（5 月 21 日—7 月 22 日）。
四气太阴湿土临（7 月 23 日—9 月 22 日）。
五气阳明属燥金（9 月 23 日—11 月 22 日）。
终气太阳寒水秉（11 月 23 日—1 月 20 日）。

六气客气顺序表

司天之气放在三，在泉之气六位探。
再据阴阳之数排，少厥太阴一二三。
少阳阳明太阳寒，三二一序逆向前。
根据生日找主客，主气客气相互看。

▶（三）十天干方（年份尾数）

0 尾牛膝木瓜汤

牛膝木瓜 0 金过，目赤胁痛体重多。
姜枣芍草枸菀杜，松节天麻咳逆沫。
肝阴不足全身痛，胸痛引背上下和。
0 为金过伤大肠，金克木则肝病多。

5 尾紫菀汤

紫菀汤逢乙 5 宜，参芪芍甘骨桑皮。
金亏火盛姜枣杏，肩背重痛头脑顶。
衄嚏发热口疮起，心痛血便泻利溏。

下焦不固肺上虚，上不制下便溺遗。

1 尾五味子汤

五味子 1 水不及，戟附山萸仲熟地。
鹿角生姜盐少许，腰脚肿满脾湿气。
腹满泄泻浮肿胀，腰下腿足疼痛剧。

6 尾川连茯苓汤

川连茯苓 6 年汤，木通远志枣草姜。
心虚寒冷身燥热，麦冬车前苓夏凉。
寒甚火郁伤心火，腹满泻利肠鸣胀。

2 数茯苓汤

茯苓汤乃 2 木过，干姜苓术朴草果。
青皮半夏姜枣草，脾胃受邪下利多。
腹满善怒肠鸣胀，体重眩冒巅疾和。

7 尾苁蓉牛膝汤

苁蓉牛膝 7 肝虚，木瓜芍甘归熟地。
生姜乌梅枣鹿角，少腹胁痛肠鸣利。
燥热左关细弱数，遍体疮疡咳嗽鼻。

3 尾黄芪茯神汤

黄芪茯神 3 火虚，寒气大行胸痛痹。

胸胁满痛肩胛背，相引而痛难伸屈。
心虚挟寒心痛瘖，火不暖土腹满利。
寒中腹满肠鸣痛，饮食不下足痿痹。

注：瘖，有音无字曰瘖，音字俱无曰瘂；同喑。《黄帝内经》："邪入于阳则狂，邪入于阴则痹，搏阳则为巅疾，搏阴则为瘖，阳入之阴则静，阴出之阳则怒，是谓五乱。"

8 尾麦门冬汤

麦门冬 8 火太过，夏芷竹叶钟乳多。
克金咳喘胸闷痛，参草姜枣菀桑和。
左寸浮数右寸弱，重在肺金阴阳弱。

4 尾附子山萸汤

附子山萸肉蔻夏，姜枣丁木乌梅瓜。
腹满溏泻手足冷，土年太过寒在下。
水湿太过腰下肿，阳虚阴伤舌红霞。

9 尾白术厚朴汤

白术厚朴 9 脾虚，夏桂姜草藿青皮。
霍乱腹泻吐重痛，食少乏味善太息。
9 土不及木克土，水反侮土肝肾脾。

▶（四）六地支方

正阳汤

正阳子午鼠马方，少阴司天阳明桑。
元参白薇归芎芍，旋复炙草等生姜。
火盛心烦舌喉痛，热盛燥金内外疮。
火胜乘金咳吐血，燥胜金病咽干降。
心气不足血寒痹，金胜乘木胁腹胀。

初气升麻同杏仁，二气车前白茯苓。
三气杏仁火麻仁，四气荆芥加茵陈。
五气正方终苏子，热上寒下水火分。

初气太阳临厥阴，关节腰痛升麻杏。
二气厥阴加少阴，目赤尿淋车前苓。
三气少阴临少阳，寒热心痛咳麻杏。
四气黄疸太阴并，鼻衄咽干荆茵陈。
五气少阳加阳明，其病温热正方行。
终气阳明加太阳，病生皮腠内舌心。
咳喘血溢肿于上，下连少腹苏中冷。

　　注：寒热心痛咳麻杏，麻杏为火麻仁、杏仁。下连少腹苏中冷，苏为紫苏子；中冷，为中寒而可能腹痛腹泻。

备化汤

备化丑未牛羊汤，太阴司天泉太阳。
覆盆苓膝瓜熟地，寒湿相搏草附姜。
节痛拘挛筋痿弱，腰膝痹痛僵肿胀。
胸胁胀满畏寒冷，少腹控睾引腰凉。
咽痛颌肿脚胕肿，寒水泛溢沉濡象。

初气正方厥阴复，筋脉拘急关节固。
身重筋萎血外溢，二气君火热去附。
防风天麻散邪火，三气湿土相火触。
身胕肿满湿泽泻，四五终气原方服。

注：太阴湿土与太阳寒水，寒湿合邪，"寒水之气肃杀萧条，湿土之气粘滞迟缓"，主要为表里肌肉关节肿胀，太阴虚寒水盛而全身上下冷、痛、肿、胀。夫寒则太阳之气不行，湿则太阴之气不运，见湿、寒为病。

升明汤

升明虎猴在寅申，风火相煽郁热盛。
少阳司天相火旺，厥阴在泉风气行。
目赤血溢烦燥渴，胸满咳逆呕聋瞑。
半夏青皮紫檀香，酸枣前子草薇根。

初气头痛温邪上，白薇玄参肌肤疮。

二气内热咳逆吐，昏瞆脓疮咽丁香。
三气赤芍漏升麻，热中喉痹衄血疮。
四气腹满身重苓，六咳五味五原汤。

注：升明汤为清热方，主治气郁而热，热迫血行而见脓肿、出血、耳聋、目暝、口渴、身重心痛、疮疡烦躁等阳热症状。与备化汤相反。

审平汤

审平卯酉兔鸡并，阳明司天泉少阴。
中热面浮鼻肿衄，小便黄赤寒战淋。
远志檀香天门冬，姜术芍草山萸等。
金强木弱热咳血，金燥火烈肺热盛。
咽痛足凉肛灼热，抑火润燥火下行。

初气热胀面目肿，衄血尿淋夏苏苓。
二气大厉元参藏，四气车前和枣仁。
痈肿疮疡咽干饮，五气终气原方饮。

引：此方为肺金热盛，见肺与大肠热性病变，症见发热、咳嗽、吐痰、鼻肿出血流脓、肛门灼热等。

静顺汤

静顺辰戌龙狗寒，寒湿吐泻腹中满。
身热头痛太阳病，五行水气不乱窜。
姜附诃草温寒水，苓膝瓜防水湿散。

瞀闷足痿痛疝冷，利下赤白疮疡寒。

初气少阳厥阴木，身热头痛枸去附。
二气春分至小满，气郁中满附温寒。
三气小满至大暑，寒水包火热中烦。
痛疝心热烦闷利，寒热错杂数沉弦。
去姜附瓜避生热，参枸姜芷榆脏安。

四气大暑至秋分，主气太阴客厥阴。
湿土叠加热亦盛，大热少气足痿钝。
注下赤白肌肉萎，原方榴皮赤白分。
五气秋分至小雪，寒水克制少阴君。
在泉太阴助燥金，燥金原方民健运。
终气小雪至大寒，客气太阴主气寒。
民乃惨凄寒湿甚，去膝加归芍胶安。

引：本方主太阳寒水司天，太阴湿土在泉的寒湿甚，太阳病、太阴病，或寒湿在里，或在外，或在下；或寒包火。

敷和汤
敷和巳亥蛇猪终，右胁下寒耳鸣聋。
厥阴司天少阳泉，头晕黄疸身浮肿。
苓夏五味诃枣草，姜陈枣仁枳实共。

初气右胁寒牛蒡，二气热中山药冬。

三气鸣眩泪紫菀，四气泽栀疸脚肿。

五六寒甚用原方，高压头痛肝胆用。

引：本方主治肝胆、厥阴与少阳单病或同病，或右侧胁痛而寒、黄疸等。

十、常用刘方柏方方歌

三草抗敏汤

三草抗敏防梅草，紫草茜草旱莲草。
犀地苦芍牡丹归，蝉衣蜈蚣水牛角。

消臌汤

消臌腹水十二熟，三两金沙枸杞朴。
肉桂猪苓仙茅一，等量土鳖红参蛄。
腹胀腹皮山药薏，三附龟鳖甲四术。
末期阴阳两虚极，舌淡胖暗少苔无。

消痤汤

消痤便干热肺胃，柏芩生地牛角倍。
升麻白芷桑白皮，白附子草枇叶贵。

大青化斑汤

大青化斑光敏红，生地膏知赤芍芎。
栀蝉升麻葛鲜皮，玄参荆皮瘙痒重。

坚骨定痛汤

坚骨定痛骨疏松，腰脊疼痛酸软重。
龟鹿枸蒐牛寄加，熟戟杜茅蒨碎苁。

破瘀止血汤

破瘀止血探新路，桃红四物蛭苏木。

出血滴沥舌质暗，气虚血瘀人参补。

行滞畅便汤

行滞畅便意不尽，坠胀重术稀软频。

香连乌梅青皮楂，枳壳莱菔建曲槟。

十一、常用后世方方歌

从龙汤

从龙痰喘十龙牡，三蒡五芍四夏苏。

小青龙后仍喘咳，热膏久咳温胆助。

白果温胆汤

白果温胆姜旋复，感冒久咳射杷苏。

左关弦滑有力烦，右寸浮大鱼际入。

清燥救肺汤

清燥救肺桑膏杷，麦胶参草杏胡麻。

喘呕痰涎黏干燥，胸满细数少苔芽。

泻青丸

泻青火逆龙胆栀，泻火下行大黄施。

羌防升散归芎养，耳鸣聋苦胁痛赤。

胆气不行，猪苦胆并。

胆热多眠睡，胆寒则无眠。

目暝则梦多惊悸，胆姜枣仁酒郁李。

化肝煎

化肝青陈芍贝四，三两丹皮泽泻栀。

肝郁动火胁胀痛，胃热灼痛烧心去。

食道反流梅核气，苦噯左金胸中痞。

解肝气郁汤

解肝气郁胁胀痛，呕酸烦躁脐腹痛。
二陈朴苏芍砂姜，升降失调肝脾从。

加味颠倒散

加味颠倒手足癣，渗液流水皲裂烂。
大黄硫磺柏肤一，蛇床子伴白鲜三。
水泡渗液苦参苍，皲裂地骨皮白矾。

通窍活血汤

通窍活血芷麝香，桃红老葱三枣姜。
黄酒半斤芎芍一，头面四肢瘀青凉。
发脱眼红酒糟鼻，青记口臭白癜瘀。

会厌逐瘀汤

会厌逐瘀病在咽，桃红甘桔地归玄。
柴胡枳壳赤芍药，饮水即呛血瘀丹。

少腹逐瘀汤

少腹逐瘀茴炮姜，元胡灵脂芎芍当。
官桂蒲黄与没药，调经止痛安胎方。

膈下逐瘀汤

膈下逐瘀附乌壳，桃红归芎赤芍药。
元胡丹皮五灵脂，侧卧偏坠痞痛多。
腹大青筋舌紫暗，肚腹瘀血肝胃和。

身痛逐瘀汤

身痛逐瘀膝地龙，香附羌秦草归芎。
黄芪苍柏灵桃红，肩臂腰腿久痹肿。

十六味流气饮

气血壅滞十六味，一两芩参桂当归。
芎芍防枳桔芷草，大腹乌木朴苏倍。
肝气郁结血瘀滞，无头漫肿风寒湿。

阳和汤

阳和肩凝治阴疽，鹿胶肉桂姜炭地。
麻黄白芥子甘草，皮膜肉脉骨鹤膝。

宣导通闭汤

宣导通闭前列大，小腹坠胀尿难下。
淫芪十五车前三，滑膝二五七升麻。
便秘苁蓉咳杏辛，涩痛公英木通加。

偏头痛汤

偏头痛汤芎辛三，郁李白芥六克还。
柴芷蔓荆九荆防，白芍十五掣蝎蚕。

散偏汤

散偏重用十两芎，郁柴草一两芷同。
香附芥芍二三五，化铁消瘰结节用。

桂枝五物汤

桂枝五物牙齿痛，芩桔地四苓倍用。
口舌糜烂牙龈炎，口腔溃疡牙流脓。

芪萸仲柏汤

芪萸柏仲肾腰酸，舌淡胖嫩沉细弦。
茅根苓蛎金樱子，疲倦苔腻蛋白减。
尿红胶珠大小蓟，口热麦地菟知前。

活血养骨汤

活血养骨股坏死，归延郁陈一克芷。
等一肉桂续透骨，骨补狗脊独十五。
六膝湿重苍灵仙，胀满刺痛鳖蝎吃。

葛花解酲汤

葛花解酲香砂仁，二苓参术蔻青陈。
神曲干姜兼泽泻，温中利湿伤酒病。

当归六黄汤

当归六黄倍黄芪，心烦口渴诸汗去。
唇干口燥小便黄，血热表虚身热烦。

驻车丸

驻车炮姜归胶连，二三三六阴虚烦。
苔少细数脐腹痛，久痢虚坐后重缓。
舌红少苔阴伤痢，干姜温脾清热连。

青黛饮子

青黛饮三六苏子，地骨银杏寒水十。
五倍气喘发热渴，无汗麻杏石甘吃。

归脾汤

归脾四君远芪香，茯神龙枣大枣姜。
黑归脾丸芪四君，归熟远枣龙眼并。
生姜煎汤广木香，气血两虚寐便崩。

定志丸

定志参苓菖蒲远，悲忧眩晕舌嫩淡。
开心散治健忘症，重用菖苓左寸安。

妙香散

妙香山药六十齐，参芪二苓远半剂。
辰草木香六桔九，三麝惊悸梦中遗。
心气不足肾水亏，双补少阴补心脾。

楂曲平胃散

楂曲平胃麦苓夏，寒湿困脾泻利下。
脘腹痞胀不思食，舌淡厚腻脂溢法。
嗳腐胀痛利臭秽，倦怠嗜卧油腻刮。

引：治疗寒湿困脾或饮食积滞；脂溢发为脂溢性脱发。

健脾丸

健脾四君山药陈，肉蔻香连和砂仁。
阳虚湿盛楂曲麦，食少脘痞腻苔凭。

运肠习秘汤

运肠习秘六十术，十五槟榔麦芽助。
参苁郁李枳壳倍，归草行气通先补。

六磨汤

六磨乌药沉木香，槟榔枳壳生大黄。
排便不爽腹胀满，肠鸣矢气肝郁长。
忧郁寡言郁合欢，急躁易怒归荟上。

黄芪便秘汤

黄芪汤陈麻仁蜜，腹中隐痛便无力。
舌体胖大齿痕淡，乏力参术升麻提。

润肠丸

润肠便秘是血虚，火麻枳桂桃生地。
头晕天麻葚熟地，气血两虚术黄芪。

济川煎

济川归膝肉苁蓉，泽泻升麻枳壳重。
便难畏寒腰膝冷，核桃锁阳桂茴通。

天麻钩藤饮

天麻钩藤栀芩明，牛益杜寄交朱神。
风阳上扰头昏痛，口苦面红多梦生。

川芎茶调散

川芎茶调细白羌，荆防薄草茶调汤。

外感风邪清头痛，鼻渊神经后遗伤。

选奇汤

选奇羌防酒芩草，眉棱骨痛风痰扰。
头痛眩晕痰黄稠，见光即发加归芍。
昼静夜剧加葱豉，风胜葛根火石膏。
清火不应当滋阴，久痛芎芷荆柴抱。
眉棱眼眶见光痛，肝经血虚逍遥用。
痛不可睁乃风热，正偏头痛用清空。

清空膏

清空芎草柴芩连，羌防升之入顶巅。
为末茶调如膏服，正偏头痛立时缓。

泻青丸

泻青大黄龙黛栀，羌防升散归芎滋。
寸关弦数左鸣聋，胁痛尿赤晕苦吃。
肝火郁热难安卧，惊怒筋痿目肿赤。

引：一泻一散一滋补，以苦寒清泻肝火的同时升散郁火，寓升于降，泻肝而不伤肝气，升散而不助火势，升降同用以泻肝之郁热，此证当见左寸关沉弦而数而有力。

抑肝散

抑肝散用当归芎，柴苓术草钩藤用。
肝经虚热上冲关，头痛咽痛胁重痛。
痰热抽搐咬牙惊，腹胀吐痰卧不宁。
阿茨海默老年痴，寸关左弦火上升。

逍遥散

逍遥散用当归芍，柴苓术草二姜薄。
胁痛目眩疲食少，左关沉弦右沉弱。

丹栀逍遥散

丹栀逍遥郁化火，背热颧红左寸数。
月经不调少腹胀，经行乳胀崩带多。
丹栀逍遥经不调，游走灼热午后烧。
血虚烦乱下湿热，颜面发红眼上吊。
湿疹角化地皮荆，虚证龙胆上下妙。
在上虚证小柴胡，下虚龙胆泻肝较。

加味葱豉汤

加味葱豉桂二陈，水肿尿难脉细沉。
柴胡栀豉姜去枣，胸膈满闷卧不宁。
热退身凉烦躁干，过食复发热又升。

排石乌药方

排石芪归三金草，荔核滑行葵乌药。
附子大黄胆重钱，肾石桃仁石韦消。

排石汤

排石三十生黄芪，归柏内金冬葵须。
荔核留行黄草十，滑十附五芍六十。

胃萎复元汤

胃萎复元芪四君，蛇舌枝莲蒲公英。
香砂二芽云三七，见穿棱莪鹤蕙平。

胃疸汤

胃疸汤治食如饥，茵陈胃苓草朴去。
秦艽防己葛连栀，面萎尿黄心烦郁。
食即头眩名谷疸，心胸烦乱茵陈安。

蛇蜂汤

蛇蜂烧心胃萎炎，元胡莗澄苡公炭。
乌梅云苓花粉三，六两丹参棱莪仙。

　　注：蛇蜂，蛇蜕，露蜂房；炭，血余炭；仙，仙鹤草。

清湿化痰汤

清湿化痰草胆星，羌芷二陈苍芥苓。
节痛喘闷难转侧，不仁背心冷如冰。

五六五六汤

五六五六麻杏草，苓苓翘蝉钩藤妙。
半夏陈皮共化痰，咽痛咳喘又解表。

苏子降气汤

苏子降气半前厚，肉桂陈草姜枣苏。
肾虚喘咳痰少累，肢冷浮肿肺气复。

百合固金汤

百合固金二地黄，玄麦欠桔草芍当。
肺肾阴亏虚火炎，咳喘潮热咽痛伤。

泻火消痰汤

泻火消痰刘河间，嬉笑不休呕流涎。
苓连栀柏沥姜夏，痰火为殃君难安。

温降汤

温降厚朴二两芍，三姜夏术六赭药。
食滞胃口寒不化，胃寒吐血虚迟弱。

注：赭药，指代赭石、山药。

寒降汤

寒降胃热吐衄血，三芍蒌仁四生赭。
右关洪滑上鱼际，二夏茹蒡一草泻。

三香汤、四香汤、五香汤

三香木沉檀香同，寒凝气滞心胃痛。
四香茴木沉香附，气滞胀满岔气痛。
五香丁木沉乳藿，热毒肿痛寒热火。
升降诸气利三焦，阴阳气郁痈疖祸。

四合汤

三合汤治胃痛凉，百合乌药良附强。
失笑散加丹参饮，不耐重按便干溏。

活络效灵丹

活络效灵丹，当归乳没丹。
癥瘕又积聚，心腹疼痛安。

千金内消汤

千金内消肠痈毒，大黄银草归甲珠。
乳没赤芷木鳖子，蒌仁僵蚕粉皂刺。

注：粉，天花粉；甲珠，即穿山甲，可用海蛤壳代替。

牡丹散

牡丹赤芍草苡芩，地榆升麻等桔梗。

口吐脓血腥臭味，胸乳间痛肺脓清。

枳实导滞汤

枳实导滞曲连槟，朴黄翘紫通楂生。

大便酱黄溏不爽，完谷黄腻脉数人。

湿热里结下宜轻，胸腹灼热呕吐频。

大便黏腻胸腹热，四斤萝卜一硝炖。

枳实导滞丸

枳实导滞见三证，脘痞便秘泻利生。

三黄苓泽白术曲，食积湿热纳呆凭。

注：泻心，即泻心汤，大黄、黄连、黄芩组成。曲，为六神曲。

人参败毒散

人参败毒羌独芎，草苓柴前枳桔同。

寒壅咳嗽薄荷姜，寒热呕哕头项痛。

鼻塞声重虚人利，四时感冒挽舟功。

仓廪汤

仓廪人参败毒连，陈米下利腻无汗。

呕逆不食入则吐，恶寒发热肢体酸。

金锁固精丸
金锁固精芡莲须，莲子龙牡沙苑齐。
四肢酸软遗滑泄，腰痛耳鸣疲乏力。

金樱子丸
金樱子丸精白浊，桑螵白苓龙牡多。
益智五味砂煎汤，肾虚不固漏精瘴。

青娥丸
青娥阳痿虚痛腰，破故纸一二胡桃。
起坐不利腰膝软，四逆怕冷腰软劳。

固真汤
活幼心书固真汤，小儿慢脾阳气伤。
四肢厥冷面唇青，闭目摇头口水淌。
桂附四君山药芪，口噤惊啼昏睡样。

固真正元汤
兰室固真正元汤，恶寒喜热膝冷凉。
升柴羌二知柏四，泽泻胆草炙三两。
前阴痿弱汗如水，尻臀前阴两丸冷。

三子养亲汤

三子养亲芥菔苏，咳嗽喘逆胸痞故。
痰多黏稠苔白腻，食少难消脉滑路。

三子养颜汤

三子养颜女蔚菟，颜面斑斑肾气足。
目暗睛迷肝肾虚，决明枸杞丝子菟。

四神汤

四神健脾养颜燥，莲子芡实苓淮妙。
半斤小肠同煎煮，思虑舟车劳顿倒。

神术散

神术一草二苍防，恶寒无汗饮冷伤。
生姜葱白风湿表，身体疼痛表里畅。

六仙汤

六仙汤治溃结炎，椿根白皮茯苓伴。
银楂红白糖加倍，寒姜肉蔻热苦柏。
左痛乳没延胡芍，脓血大黄当归三。

滋水清肝饮

滋水清肝胁胀郁，鸣聋酸软苦干细。

枣栀归芍北柴胡，六味骨蒸黄褐期。

注：郁，肝气郁结，抑郁症；期，为更年期综合征。

冷香饮子

冷香饮子出济生，姜附橘草草果仁。
引饮无度兼呕恶，脾肾阳虚不化津。

资生汤

资生过食舌苔腻，劳瘵虚热脾胃虚。
喘促咳嗽纳食少，鸡术山药玄莠齐。
胀满木香食冷夏，肉食厚味胀闷烦。
芩连大黄曲橘皮，心腹满闷肢体重。

癌痛消方

癌痛消方六舌赤，龟杜鳖牡解毒四。
棱莪枳草桃参二，三芪枝莲晚期吃。

生姜半夏汤

生姜半夏各三钱，似喘似呕似哕难。
饮阻冲胸憋难耐，面目浮肿嗽头旋。

十全育真汤

十全育真肺结瘀，棱莪龙牡丹参芪。

知母玄参怀山药，食不壮精瘦血虚。
喘逆寒热噩梦多，虚劳自汗细无力。

温阳透邪汤

感冒输液后高热，附草生姜伤阳也。
羌活白芷重银花，温阳透邪以转热。

凉血退黄汤

凉血退黄一连黄，垂角茵六二丝瓜。
三两赤芍白鲜皮，十两金钱二中黄。

保肝降酶汤

保肝降酶八垂盆，三芍郁金六金茵。
二草一连制大黄，保肝降酶时时轻。

木火刑金汤

木火刑金肝阴虚，心烦易怒咳逆急。
生地芍枸川楝赭，胸胁胀痛血红去。
阵发咳嗽右寸弦，左关弦数或沉细。
木火刑金分虚实，肝阴一贯泻白吃。
泻青各半肝火旺，泻白胆苓青黛施。

泻心各半汤

泻心各半火刑金，川连泻白洪左寸。

咳则心痛喉肿梗，心烦尿赤痰黏症。

泻青各半汤

泻青各半肝火旺，泻白胆芩黛草良。
清离定巽热生风，昏厥抽搐喘咳洪。
地瓜玄参菊钩藤，连翘竹叶桑叶冬。

桂枝苓腹汤

桂枝苓腹归风木，血汗腹痛利木疏。
下寒姜附上热芩，青黑爪断筋缩枯。

黄连丹皮汤

黄连丹皮君火盛，上热烦躁下寒冷。
克金喘咳血生地，木虚胁满息芍平。
黄连丹皮芍生地，君火克金乘木气。

柴胡芍药汤

柴胡芍药相火逆，胆胃上逆苦惊悸。
胃土右降金敛火，土厚火敛上热去。

滑氏补肝散

滑氏补肝阴阳虚，胁下筋急不得息。
目暗睛迷爪甲枯，忍饥即发遇劳起。
归芎药地独酸枣，白术木瓜五味萸。

平肝流气饮

平肝流气归芎芍，二陈青连柴朴草。
吴萸香附栀胁痛，失眠耳鸣肝火消。

注：肝火上逆，左关沉数略弦，左寸及寸上弦滑兼数，引起耳鸣、失眠。对应左寸心火上炎的清心莲子饮、左尺沉细数的黄连阿胶汤，知柏地黄丸。

桂枝乌苓汤

桂枝乌苓芍砂草，左半偏枯阴升妙。
黄芪姜苓参草夏，右半偏枯气降下。

化瘀通痹汤

化瘀通痹网肩痛，跌打损伤瘀阻症。
香附延打乳没九，透骨丹三疼痛轻。
当归鸡血十八克，桂辛乌寒败丹热。
山甲全虫乌梢蛇，久痹肿大又变形。

注：穿山甲可用海蛤壳代替。

香砂温中汤

香砂温中四冷逆，香砂六君泻乏力。
厚姜丁香川芎草，冷痛纳呆淡胖体。

温阳益气复脉汤

温阳益气复脉汤，窦缓怔忡心肾阳。
胸闷气短迟结代，痛甚丹参元蒲黄。

五金散

五金结石胆肾炎，海金米须十五全。
鸡金铃一钱草三，肝胆枳硝尿韦玄。

气阴两虚降糖方

气阴两虚降糖方，葛根十五术用苍。
生芪生地玄参倍，十分之一丹参方。
血糖不降白虎人，饥饿玉竹熟地尝。
尿酮芩连茯苓术，瘙痒鲜皮蒺地肤。
下痒知柏重苦参，燥热腰痛桂枝入。
腰痛酸软寄生狗，便溏苡仁芡实助。

活血养骨汤

活血养骨股坏死，归延郁陈一克芷。
等一肉桂续透骨，骨补狗脊独十五。
膝六湿重苍灵仙，胀满刺痛鳖蝎吃。

小儿益脾镇惊散

小儿益脾镇惊散，四君钩藤九六三。

琥珀一克三分砂，睡眠惊泻色青兰。

小儿温脐散

温脐小儿肠麻痹，腹胀便秘不矢气。
等量肉桂丁木香，蛋白麝香十之一。

安神达郁汤

安神达郁官能症，龙牡枣二打郁金。
合欢栀芍量十五，柴芷芎手一草成。

宣导通痹汤

宣导通痹前列大，小腹坠胀尿难下。
淫芪十五车草三，滑膝二五七升麻。
便秘苁蓉咳杏辛，涩痛公英木通加。

芪萸柏仲腰酸方

芪萸柏仲肾腰酸，舌淡胖嫩沉细弦。
茅根苓蛎金樱子，体疲苔腻蛋白减。
尿红胶珠大小蓟，口热麦地菟知前。

安胃丸

安胃乌梅芍青楝，内热外寒唇舌烂。
吐泻痛等夜半发，症状重缠苦难言。
右寸关弦胃气郁，郁久犯肝左关弦。

小前胡汤

小前胡汤用八两，寒疝腹痛五生姜。
寒热往来胸胁满，心烦喜呕不食汤。

痛风汤

痛风柴芩丹皮菇，葛草大黄豨莶入。
肥胖栀子生石膏，瘦桂四君肉蔻护。
土苓草苈二泽桃，痛加己瓜忍威术。

四土汤

二妙四土湿热郁，舌质红绛苔白腻。
土大黄牛苓贝母，痰瘀毒邪互结聚。

安神定志丸

安神定志三灯芯，党参芪丹气血均。
甘麦大枣养心肝，云苓酸枣合郁金。
抑郁噩梦用远菖，狂躁合欢磁决明。
更年银柴地骨鳖，网瘾远菖欢磁神。

《石室秘录》引火汤

阴虚咽痛引火汤，熟戟麦苓五味上。
三十一十五二比，日轻夜重似燥样。
滋补左尺山山四，二芥肉桂引火强。

多涎如水似阳证，尺弱虚火在寸上。
类似黄连阿胶汤，虚火左右假实上。

《辨证录》引火汤（一）

引火阴虚离火浮，十五云苓九十熟。
味六二冬戟三十，二克肉桂饭前服。
舌红无苔双膝冷，烘热上攻如破竹。
尿多不渴喜热饮，头晕头痛压痛浮。
咽痛如灼口舌疮，心悸暴喘逢日出。
耳鸣如潮面赤赤，阳虚舌胖淡润故。

《辨证录》引火汤（二）

引火阴虚离火浮，五钱茯苓三十熟。
五味二钱冬戟十，二克肉桂可先腹。
舌红少苔两膝冷，烘热上攻如破竹。
二便短少喜冷饮，耳鸣如潮牙痛除。

清流饮

清流阴虚挟热痛，发热尿痛黄赤去。
归芍生地苓泽四，连芩草三二壳齐。
尿下纯红痛鲜血，口热黄柏尿栀须。
化阳阴虚尿癃闭，三百玄参百熟地。
三十前子二肉桂，饮食不下坚硬膝。
腹胀如鼓目睛突，皮肤欲裂不渴剂。

调神汤

调神柴桂去夏芍，黄膏车前苏子椒。
关脉独旺大汗出，少阳阳明表里消。
聚关独旺上鱼际，百病缠身虚实里。
嗜睡多梦寒热乏，饥不欲食胀满去。

神效黄芪汤

兰室神效黄芪汤，浑身四肢麻木方。
参十陈七蔓荆五，视物无力昏花胀。
十五芍草二十芪，两目紧急缩小样。
羞明畏日涩难开，目少睛光如火烫。

止汗方

止汗桂龙玉屏配，一桂防草覆五味。
龙牡麻根浮麦三，二芍三药芪术类。

金水六君煎

金水六君咸水痰，二陈二归五熟伴。
咳嗽呕恶稀痰水，脉滑无力倦腰酸。

疱疹后遗汤

疱疹后遗郁李羌，青皮木香葵花痒。
肿甚柏己泽猪苓，痒加黄芩草麻黄。

血多榆柏槐芷穗，桃皂槟榔后下汤。

调营敛肝饮

调营敛肝胁隐痛，枣仁枸苓芍归芎。
姜枣五木陈阿胶，横逆胀痛虚胃痛。

暖肝煎

暖肝疝痛苓生姜，乌归枸肉茴沉香。
少腹冷痛四肢逆，肝肾阴寒左弦象。
睾丸冷痛疝气痛，畏寒喜暖淡白样。

养心汤

养心参麦味草莲，二地归柏茯神添。
灯芯为引同煎服，心虚惊悸阴血安。

珍珠母丸

珍珠母打柏龙酸，参归熟沉茯神半。
牛角辰砂银薄一，惊悸不宁难安眠。
阴血不足肝阳亢，头目眩晕细数弦。

注：珍珠母打柏龙酸，珍珠母、酸枣仁、柏子仁、龙齿各 12g，参归熟沉茯神半，人参、当归、熟地、茯神、沉香剂量减半，水牛角、辰砂、金银花、薄荷各 1g。

春泽汤

春泽五苓重人参，咳而遗尿治尿崩。
饮不解渴倦怠乏，麻附五皮治肺肾。

运脾汤

运脾气虚便无力，苓草佛手二调气。
参术枳壳仙鹤六，麦芽莒三慢传秘。
泛酸左金寒良附，苁蓉温润榔降气。

高枕无忧散

高枕无忧枣竹膏，温胆参麦龙眼草。
似睡非睡乱梦烦，百方无效睡不着。
头晕目眩倦怠乏，口干不饮腻苔少。

石决明散

石决明散草决三，青葙栀芍木贼半。
荆羌防风大黄少，角膜生翳风火扇。

橘核丸

橘核丸治硬肿胀，桃通楝桂半木香。
枳朴元胡昆藻带，痛引少腹寒茴香。
鞘膜积液急慢炎，前子土苓黄柏痒。
瘀肿棱莪痛吴萸，空腹时用或盐汤。

祛风泄浊汤

祛风泄浊肾衰痹，四妙地肤六月强。
丹皮土苓白鲜皮，赤芍公英前子方。

腹泻张氏三联法

张氏三联饭后泻，脾肾阳虚了无邪。
人参健脾早餐用，中晚补中四神也。

五磨饮子

五磨饮子沉木香，乌药枳实等槟榔。
白酒磨服突昏迷，喘促胸满阻于上。

仙桔白槿肠炎汤

仙桔白槿肠炎汤，痛泻乌梅木槟榔。
寒痛良附热金铃，诃子榴皮滑脱防。
寒湿四神瘀莪蒲，过敏长卿地龙壮。
便血白药花蕊石，故子山药槐芪象。

益脾汤

益脾太山景灵芝，苓术莲扁芍鸡矢。
舌质裂纹焦三仙，右关沉细倦怠吃。

《辨证录》益脾汤

辨证录也益脾汤，不食腹中若饥慌。

食若饱闷吞酸泻，面色萎黄以为常。
山药十五茯苓六，芡术戟十脾气伤。
参扁曲三砂夏一，不食若饥食后胀。

胃炎用药选

癌前莪薏白花蛇，溃疡仙鹤血贝贼。
便意频频苍苓仙，增生莪薏仙灵芝。
化生刺猬茯山甲，香苏枳陈佛橼槟。

注：穿山甲可用海蛤壳代替。

加味二妙散

加味二妙湿热萎，烦热难当在两腿。
防己当归草薢入，苍柏龟板牛膝倍。

甲状结节方

甲状结节寒热烦，弦滑易怒舌质暗。
玄四枯五生牡八，郁柴浙翘山甲三。
海藻昆布化铁丸，陈夏姜黄芍牡丹。

注：穿山甲可用海蛤壳代替。

仁斋调肝散

仁斋调肝三半夏，归芎细牛二桂瓜。
郁怒伤肝为腰痛，莒酸草一姜枣加。

五行生克歌

肝热病者尿先黄，腹痛多卧惊言狂。

手足躁扰不安卧，胁满胀痛庚辛伤。

心热不乐卒心痛，烦闷善呕热胸中。

头痛面赤渴无汗，壬癸日甚水火容。

脾热头重痛颊额，俯仰腰痛泄腹满。

身热心烦颜青呕，甲乙日甚戊己汗。

肺热渐然冷毫毛，身热恶风舌黄了。

痛走胸膺背喘咳，头痛汗出丙丁高。

肾热病先腰痛酸，苦渴数饮热不言。

项痛寒强足下热，戊己日甚状难堪。

十二、常用陈潮祖方方歌

七味除湿汤

七味除湿平胃散，茯苓半夏藿叶全。
寒湿困脾身重痛，呕恶便溏腰脚软。
腰膝酸痛苔白腻，小便淋漓黏稠汗。

除湿汤

除湿阳虚又恶风，中湿自汗微热共。
舌体淡胖苔白滑，二陈草朴藿叶用。
二术附子手脚冷，桂枝舌体不胖肿。

胃苓汤

胃苓水泻水泛肿，食少便溏肢重痛。
舌淡苔白右脉缓，脘痞腹胀下肢肿。

半苓汤

半苓通草朴黄连，不饥不食淡渗铨。
苔白灰滑黏腻厚，胃脘心下痞胀满。

实脾饮

实脾术附草果姜，苓朴槟榔草瓜香。
肢体浮肿下肢甚，四逆尿白大便溏。
胸腹胀满身体重，苔腻润滑沉迟象。

二术二陈汤

二术二陈吐清水，舌淡苔白水滑润。
右关沉滑或弦软，脾虚痰或湿不运。

理中化痰丸

理中化痰苓半夏，咳出稀痰苔白滑。
食少便溏吐清水，右关沉迟痞胀法。

化痰消核方

化痰消核艾老方，二陈芪芥昆藻帮。
血藤苔乌香附子，纤维脂肪板结样。

温经摄血汤

温经摄血用理中，少腹胀满冷痛重。
暴崩漏下淡如水，食少便溏沉迟用。

益气升压汤

合方益气升压汤，补中益气参麦方。
头晕目眩倦少气，起则头眩沉弱凉。

升麻黄芪汤

升麻黄芪归柴胡，小便滴沥气陷入。
咳嗽欠伸侧卧出，肝脾两升再提壶。

沉香四磨饮

沉香四磨心腹胀，乌药槟榔沉木香。
心腹绞痛冷气冲，呕逆冷痰神不爽。

真人养脏汤

真人养脏粟蔻诃，参术从肉木当芍。
久利脱肛后重痛，舌淡沉迟喜按搓。

天台乌药散

天台乌药木茴香，青皮槟楝高良姜。
小腹睾丸相引痛，沉迟弦紧痛经凉。

左金丸

左金丸治肝火郁，黄连吴萸六比一。
胁痛胃痛吞吐酸，口苦左关弦数力。
再加芍药为戊己，腹痛泻利在肝脾。

金铃子散

金铃子散等延胡，白汤滴油通便出。
心腹胁肋全身痛，烦躁苔黄弦数故。

清肝达郁汤

清肝达郁本逍遥，归芍苓草银胡燎。

丹栀薄菊胁胀痛，潮热自汗经红少。
先期乳胀舌质红，头晕心烦弦细小。

首乌养血精

首乌养血重黄精，山药当归二地承。
二冬蝉蜕防风草，血虚身痒老年病。
夏加芩玄冬加桂，顽固全蝎虚芪参。

丹参饮

丹参重用轻檀砂，前者三十后三把。
心胃疼痛如针刺，舌质瘀暗涩不滑。

加减瓜蒌薤白汤

加减瓜蒌薤白冷，桃红香附桂郁金。
惊悸肢冷面抓青，胸闷刺痛痰瘀证。

神芎丸

神芎黑牛滑石配，芩连大黄薄荷味。
胸胀眩晕头昏痛，脉数便难苔黄灰。

过期饮

过期经少后期无，桃红四物草莪术。
肉桂香附木通冷，少腹疼痛有力木。

调肝理脾汤

调肝理脾胁腹痛，肝脏肿大湿瘀重。
归芍散加木香楂，郁金枳壳舌胖肿。
寒甚冷痛吴萸桂，脚肿怕冷姜附用。

艾附暖宫丸

艾附暖宫萸桂轻，四物芪断宫寒冷。
带下白浊倦痛经，少腹时痛久不孕。

小蓟饮子

小蓟生地蒲藕节，通栀滑石归草叶。
小便淋漓热涩痛，心烦口渴左尺热。

清肝止衄汤

清肝止衄火犯肺，丹栀芩黛又蒿倍。
舌红苔黄瓜蒌壳，左关弦数右寸位。

白及枇杷丸

白及枇杷等生地，杷叶藕胶半量齐。
咽干口燥咯吐血，舌红少苔寸数细。

止血散

止血胶蕊二蓟栀，侧柏龙牡代赭石。

肝火犯胃吐血红，左弦右数在关治。

《医学心悟》半夏白术天麻汤

半夏白术天麻汤，苓草陈皮弦滑象。
眩晕头昏蒙重痛，胸闷呕恶白腻晃。

醒脾散

醒脾吐泻肢冷逆，口鼻气冷便溏稀。
手足抽动目上视，脾不养肝虚风起。
参苓木香天麻术，僵蚕全蝎等分剂。

星附六君子汤

星附六君头风重，鸡琢头昏掣痛蒙。
胸满脘痞苔浊腻，右关弦滑寸上冲。
脾虚痰湿上冲头，筋膜挛急肝风动。

人参三白汤/人参真武汤

人参三白止呃逆，脾不养肝脉大虚。
白术茹苓倍白芍，身热掌热在脾气。
四逆怕冷呃声低，去茹加附解神疲。
方名人参真武汤，少阴阳旺缓肝急。

大补阴丸

大补阴丸知柏黄，龟板脊髓蜜为方。

潮热盗汗足膝痛，消谷善饥细数强。

一贯煎

一贯煎重生地黄，沙参归芪麦等量。
咽干口燥左关细，胸腹胁肋阴痛胀。

升降散

升降蝉蚕姜大黄，一二三四渐增量。
表里上下三焦热，遍身红肿斑疹痒。
头痛眩晕胸脘痛，上吐下泻尿不畅。
憎寒壮热一身痛，饮水无度大便溏。
身冷如冰气如火，头面猝肿斗大样。
咽喉肿痛痰涎盛，滴水不下面红光。
如醉如痴狂言笑，如见鬼神哭无常。

柴胡建中汤

太平柴胡建中汤，发热恶风自汗淌。
中焦虚寒微微冷，腹痛恶寒调阴阳。

胆道排石汤

胆道排石杖木香，茵陈枳壳栀大黄。
口苦元胡金钱草，腹痛发热苔腻样。

四味大发散

四味大发风寒翳，麻辛藁本蔓荆齐。
黑睛生膜新嫩红，头痛鼻塞泪满涕。

藁本乌蛇汤

藁本乌蛇迎风痒，羌防辛芍川芎畅。
过敏春季结膜炎，常痒蝉蜕加牛蒡。

正容汤

正容僵蚕夏羌防，松节芄瓜草生姜。
苔腻南星白附子，口眼歪斜风痰伤。
外感风寒小续命，痰湿阻络牵正方。

驱风散热饮

驱风散热目似火，羌防牛蒡栀翘薄。
大黄归芎赤芍草，红肿羞明眵泪多。

清凉饮

清凉芩连栀防风，咽扁红肿实热痛。
归地桔芷草枳壳，薄荷灯芯尿赤红。

治金煎

治金枳壳杏防风，芩连白菊玄参同。

旋复桑皮葶苈子，白睛肿胀日夜痛。

凉膈清脾饮

凉膈清脾胞睑肿，膏栀芩芍生地重。
荆薄翘草灯芯草，口干肉如鸡冠红。

加味知柏地黄汤

加味知柏菊青葙，阴虚火旺眼干痒。
手足心热口咽燥，滋水涵木瞳神僵。

加味坎离丸

加味坎离飞蚊多，萤星满目肾虚火。
知柏杞菊贞四物，舌红少苔脉细数。

七仙丸

七仙黑花肝肾伤，苁蓉巴戟菟地黄。
枸杞菊花车前子，视物昏花迎风痒。

四物五子丸

四物五子干涩花，青葙决明楮实加。
枸菟地肤前子覆，蔓荆柏子昏暗瞎。

补心茯苓汤

补心茯苓桂枣草，参麦石英赤豆妙。

心气不足悲衄恐，独语善忘舌僵消。

养心汤

养心惊悸思虑多，憔悴难眠左寸弱。
柏子茯神灯芯莲，参麦二地归草多。

茯神散

茯神散用天地人，远菖龙牡健忘症。
孔圣枕中亦善忘，龟菖龙远湿浊清。

十三、《太素脉古书二种》常用方

左寸用方表

浮而有力，有余，太阳小肠，实热，八正散。

浮而无力，不及，太阳小肠，虚寒，吴茱萸汤。

沉而脉有力，有余，少阴心火，亢盛，黄连解毒汤。

沉细数无力，不及，心阴亏虚，虚热，清心莲子饮。

左关用方表

浮弦细而有力，有余，少阳胆经，郁热，小柴胡汤。

浮弦而无力，不及，少阳三焦，胆寒，温胆汤。

沉脉弦有力，有余，厥阴肝经，瘀热，桃核承气汤。

沉弦细无力，不及，肝脾不和，虚滞，木香化滞丸。

木香化滞丸

木香化滞木克土，左关弦弱青陈助。

草蔻枳芍红夏归，纳呆食滞痞渴除。

左尺用方表

浮滑而有力，有余，太阳湿热泄利，热陷下焦，人参败毒散。

浮而无力，不及，太阳少阴合病，表里虚寒，桂枝人参汤。

沉脉实有力，有余，下焦里实，实热内结，大承气汤。

沉弦细无力，不及，少阴不足，阴阳俱虚，参芍四逆汤。

右寸用方表

浮而有力，有余，阳明大肠，邪实积滞，导滞散。

浮而无力，不及，大肠失司，土不生金，补中汤。

沉细有力，有余，太阴肺热，实热，泻白散或知母茯苓汤。

沉细数无力，不及，肺阴亏虚，虚热，麦门饮子。

导滞散

导滞大黄散大肠，归柏木香青连榔。

右寸浮大便不通，心胸痞满喘咳上。

补中汤

补中汤补大肠经，黄芪泽泻陈四君。

右寸浮弱久泄利，补土生金倦怠轻。

知母茯苓汤

知母茯苓肺阴虚，四君胶味款桑皮。

产后喘咳寒热汗，小柴翘荷麦防桔。

麦门饮子

麦门饮子寸沉细，黄芪苓芍夏陈皮。

肺虚喘咳痰少累，升葱引经味桔齐。

右关用方表

浮滑有力，有余，阳腑经实，实热，调胃汤。

浮而无力，不及，胃气虚弱，气虚，调中益气汤。

沉取有力，有余，太阴脾经，邪实，桂枝大黄汤。

沉细无力，不及，脾阳虚弱，虚寒，治中汤。

调胃汤

调胃右关浮大余，枳朴草黄升葛齐。

痞胀便秘潮热汗，白芷行气通腑去。

调中益气汤

调中益气胃中虚，纳呆乏力苔白腻。

升柴味芍芪六君，痞胀肠鸣泄利须。

治中汤

治中汤补太阴脾，食少虚羸沉无力。

青陈芍药理中汤，痞满吐利心痛痹。

右尺用方表

浮滑而有力，有余，阳明湿热，热陷下焦，四妙散。

浮数有力，有余，阳明实热，热陷下焦，凉膈散。

浮而无力，不及，少阴火衰，少阴虚寒，四逆汤。

沉脉实有力，有余，下焦里实，瘀血内结，抵当汤。

沉细紧无力，不及，少阴不足，阴阳俱虚，当归四逆汤。

参考书目

［1］陈修园. 长沙方歌括［M］. 北京：中国中医药出版社，2016.

［2］陈修园. 金匮方歌括［M］. 上海：上海中医药大学出版社，2023.

［3］贾向前，贾云飞. 太素脉古书二种［M］. 太原：山西科学技术出版社，2011.

［4］李杲. 脾胃论［M］. 北京：人民卫生出版社，1957.

［5］邓杨春. 运气传习录. 第二辑［M］. 北京：中国中医药出版社，2020.

［6］刘方柏. 刘方柏临证百方大解密［M］. 北京：中国中医药出版社，2013.

［7］陈潮祖. 中医治法与方剂［M］. 5 版. 北京：人民卫生出版社，2009.

［8］矢数道明. 临床应用汉方处方解说［M］. 北京：学苑出版社，2008.

［9］陈梅，李楠. 漫画趣记中医妇科方剂［M］. 西安：西安交通大学出版社，2022.

［10］王辉簶. 王成荣妇科经验集［M］. 北京：中国中医药出版社，2014.

[11] 刘景源. 《温病条辨》通俗讲话 [M]. 北京：中国中医药出版社，2016.

[12] 张存悌. 经典火神派临床心悟 [M]. 北京：中国中医药出版社，2022.

[13] 陈言. 三因极一病证方论 [M]. 北京：人民卫生出版社，1957.

[14] 邹勇. 零起点学五运六气 [M]. 北京：人民卫生出版社，2021.